实践妙招降血压

降三高枕边书系列

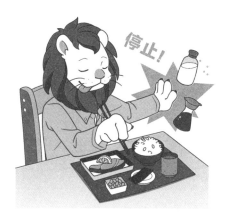

停止！

[日] 渡边尚彦 编著

袁 光 译

U0345572

江苏凤凰科学技术出版社

图书在版编目（CIP）数据

降血压实践妙招 / (日) 渡边尚彦编著；袁光译
. —— 南京：江苏凤凰科学技术出版社，2017.5
ISBN 978-7-5537-7969-0

Ⅰ.①降⋯ Ⅱ.①渡⋯ ②袁⋯ Ⅲ.①高血压－防治
Ⅳ.①R544.1

中国版本图书馆CIP数据核字(2017)第020284号

SENMON I GA OSHIETE KURERU！ MURI NAKU KETSUATSU WO 130 IKA NI SAGERARERU！
200％ NO URA WAZA JISSEN HEN

Copyright © YOSHIHIKO WATANABE 2014
All rights reserved.
Originally published in Japan by NITTO SHOIN HONSHA CO.,LTD.
Chinese (in simplified character only) translation rights arranged with NITTO SHOIN HONSHA CO.,LTD.
through CREEK & RIVER Co., Ltd.
Simplified Chinese copyright ©2017 by Phoenix-HanZhang Publishing and Media (Tianjin) Co., Ltd.

江苏省版权局著作权合同登记 图字：10 - 2016 - 527号

降血压实践妙招

编　　　著	［日］渡边尚彦
译　　　者	袁　光
责 任 编 辑	樊　明　　张远文
责 任 监 制	曹叶平　　方　晨

出 版 发 行	凤凰出版传媒股份有限公司
	江苏凤凰科学技术出版社
出版社地址	南京市湖南路 1 号 A 楼，邮编：210009
出版社网址	http://www.pspress.cn
经　　　销	凤凰出版传媒股份有限公司
印　　　刷	北京文昌阁彩色印刷有限责任公司

开　　　本	880 mm×1 230 mm　　　1/32
印　　　张	6.5
字　　　数	177 000
版　　　次	2017年5月第1版
印　　　次	2017年5月第1次印刷

标 准 书 号	ISBN 978-7-5537-7969-0
定　　　价	32.80元

图书如有印装质量问题，可随时向我社出版科调换。

前言

　　我是血压测量的世界纪录保持者。为了破解血压之谜，我全天 24 小时佩戴自动血压计，1 年 365 天从无一天间断过测量血压。今年已经是我坚持测量血压的第 27 个年头了。就我的经验而言，血压是个非常"善变"的东西。平时我只要稍有动作，血压就会随之产生升降变化。此外，我还摸清了 1 天之内血压升降的变化规律。我得出的结论是，只要时刻提醒自己注意降血压，改变不良生活习惯，降血压并不是不可实现的梦。

　　过去，有位高压超过 220mmHG 的患者来我院就医。最初我用药物疗法帮他降血压。后来在我的建议下，这位患者养成了以减盐为中心的生活习惯，一年半之后，他的高压成功地降到了 90mmHG 左右。当时，这位患者每天只摄入 0.36g 盐。

　　讲解之前，我要先把我总结出的防治高血压的办法告诉大家，即减盐、运动、减肥。我会在第一章为大家深度讲解这三点的相关内容。只要能做到这三点，你的血压就一定能降下来。如果你能把本书从头到尾读一遍，就能获得更多的和血压有关的知识。但如果只是想快速降低血压，那么你只要按照第一章的内容去实践就好了。

在改变不良生活习惯这个问题上，最重要的一点就是坚持。若不能持之以恒地做下去，是不会有效果的。坚持就是胜利，努力才会成功。我相信，大家都会通过坚持不懈的努力，改变不良的生活习惯，就能成功防治高血压。

2014 年 4 月　渡边尚彦

目录

第2章 减盐、减肥外需注意的饮食生活

第3章 降血压的好生活习惯

第4章 预防血压飙升的建议

第5章 高血压相关知识的巩固与强化

第 **1** 章

降血压的三要素：
减盐、运动和减肥

　　降血压的三要素是减盐、运动和
减肥，可以说这是降血压的终极方法。
本章将对这三个问题做详细地说明。
为你提供有效降血压的办法。

降血压的三要素

Q 直奔主题！降血压的秘诀是什么？

A 减盐、运动与减肥，这三要素是降血压的关键。降血压的秘诀就是，根据这三要素积极地采取预防措施。

我会在第5章为大家讲述人们罹患高血压的原因。目前，虽然90%的高血压患者病因尚未明确，但可以肯定的是，遗传因素（遗传基因）和生活环境因素（生活习惯）是高血压发病的主要诱因。

虽然致使高血压发病的遗传因素是不能改变的，但我们可以在生活环境因素上下功夫，为高血压的防治做出积极的努力。另外，降血压的三要素是减盐、运动、减肥。当然，除此之外还有很多降血压的方法。我会在其他章节详细介绍具体的降压方法。在此，我只给大家讲解防治高血压最关键的方法，即前面提到的三要素。

● 降血压的三要素

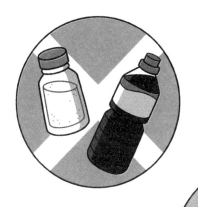

减盐

运动

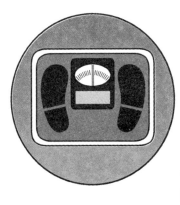

减肥

我们可以在生活环境因素上下功夫，为高血压的防治做出积极的努力。其要素是减盐、运动和减肥。

减盐是关键

 防治高血压的关键是什么?

 是减盐。说起高血压的防治,大家都知道必须要采取减盐防控等措施。食盐摄取过量无疑是导致血压升高的罪魁祸首。

那么,食盐摄取过量为什么会诱发高血压呢? 原因有二:

其一,食盐中的钠离子对血管壁有刺激收缩的作用。然而,由于收缩的血管中的血流量并不会因此而减少,因此,血液对血管壁的压力就会因此升高。

其二,水分在人体内的存积。摄入食盐后,人们会因为感到口渴而饮水。为了降低体内的盐分浓度,人体内需要存积一定的水分。水分则会导致血流量的增加,而增量的血液在血管中流淌时也会致使血压上升。

因此,血管的收缩与血流量的增加是因食盐摄取过量而诱发高血压发病的两大原因。

● 食盐是导致血压上升的罪魁祸首

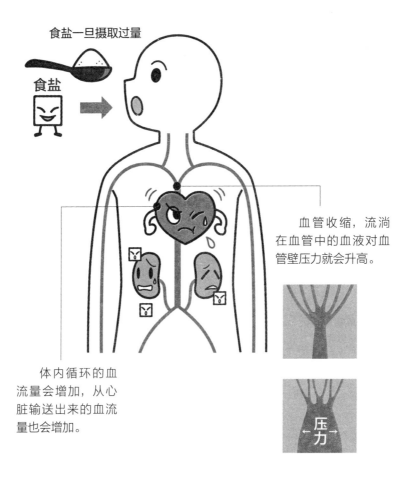

食盐一旦摄取过量

食盐

血管收缩，流淌在血管中的血液对血管壁压力就会升高。

体内循环的血流量会增加，从心脏输送出来的血流量也会增加。

压力

血管的收缩与血流量的增加是因食盐摄取过量而诱发高血压的两大原因。

每日食盐摄取量标准

Q 减盐要减到什么程度？

A 我认为，控制好食盐的摄取量，就要严格遵循建议标准，即每人每天的食盐摄入量不应超过6g。

外卖食品的含盐量都有日益增加的趋势。根据我的统计，那些觉得外卖食品好吃的人，他们每天的食盐摄取量约是 14g；觉得外卖食品稍咸的人，其食盐摄取量约是 7g。即便是那些觉得外卖食品很咸的人，其食盐摄取量也超过了 6g 的标准，所以他们也未能做到真正意义上的减盐降压。可见，每天只摄取 6g 食盐的标准是很难达到的。

但我们不能把它视作不可战胜的困难。因为在你觉得"我做不到"的一刻，就等于给自己设置了一道心理壁垒。世上无难事，为接近目标而努力是非常重要的。在我的患者中，有些人每天的食盐摄取量仅为 0.36g。

● 每日食盐摄取量标准

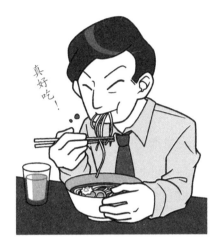

食盐摄取量

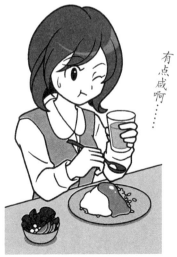

食盐摄取量

　　限盐减钠，养成低盐的饮食习惯。每人每天的食盐摄入量不应超过 6g，高血压患者的食盐摄入量更要严格遵守。

● 算出每日的食盐摄取量 ●

 我现在的食盐摄取量是多少?

 为了减盐降压,我们有必要知道自己现在每天的食盐摄取量。

我们日常进餐时的食盐摄取量是多少呢?精确的数值恐怕无从知晓。

您可以参考一下我在给患者做治疗时使用的圣玛丽安娜医科大学制作的"食盐摄取量简易测试"。根据这个参照表,我们就大概可以了解到自己每天摄取了多少食盐。

可见,每天食盐摄取量若超过 6g,就可被认为是食盐摄取过量。这个测试能让我们了解到自己的饮食生活状况。

● 食盐摄取量简易测试

1. 你喜欢的菜肴口味如何？			
①清淡	②一般	③口味偏重	
2. 你每天要喝几碗汤？			
①几乎不喝	②1 碗	③2 碗	④3 碗
3. 你经常吃面吗？			
①几乎不吃	②偶尔会吃	③每天一碗	
4. 你经常吃咸的东西吗？（烤鲑鱼、咸鱼卵、海胆酱、鳕鱼子、咸烹海味等）			
①几乎不吃	②吃得不多	③会吃很多	
5. 你咸菜吃得多吗？（以每天吃半根腌黄瓜为基准）			
①几乎不吃	②吃得不多	③会吃很多	

	①	②	③	④
1	3	5	8	
2	1	2	4	6
3	1	2	3	
4	0	1	2	
5	0	1	2	

　　把上述五个问题与①～④表格内的数字一一对应，再把相应数字累加起来，得出的结果就是你一天内的食盐摄取量。

你每天的食盐摄取量为□ g

　　请参照此测试算出你每天的食盐摄取量。日均食盐摄取量若超过 6g，就可被认为是食盐摄取过量。

日常食品的含盐量

 有些食品是含盐食品，是真的吗？

没错，您就是在不知不觉中摄取食盐的。

日常生活中，我们吃的加工食品都是含盐量很高食品。即使你在炒菜时放的盐很少，但如果不能减少加工食品的食用，就不能真正地做到减盐。

拿主食面包和乌冬面来说，这些食品在制造时就被加入了大量的盐。每 100g 面包的含盐量为 1.3g。如果吃面包时再配上火腿、香肠，那么这就是一顿食盐摄取量超高的大餐了！

乌冬面中干面的含盐量比生面就要高出很多。

不同食品都会含有"隐形的食盐"。您可以根据下列图表了解到不同食品的含盐量。

● 日常食品的含盐量

米饭	0
面包	1.3
乌冬面（生面）	2.5
乌冬面（干面）	4.3
荞麦面（生面）	0
荞麦面（干面）	2.2
中华面	1.0
鱼肉山药饼	1.5
炸地瓜	1.9
鳕鱼子	4.6
火腿	2.5
培根	2.0
香肠	1.9
生火腿	2.8
加工奶酪	2.8
卡门伯特干酪	2.0
薯片	1.0

食品的含盐量（g/100g）

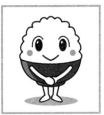

米饭无盐

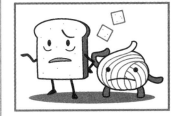

面包、面条含盐

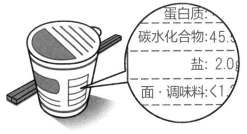

蛋白质：
碳水化合物：45.5
盐：2.0g
面·调味料：<1.

我们平时食用的加工食品中有很高的含盐量。可以参考上表，了解各类食品的含盐量。

反复一周减盐法①

Q 最有效的减盐法是什么？

A 几经试验，我认为最值得向大家推荐的减盐方法就是反复一周减盐法。其具体的操作办法是：先让第一周的食盐摄取量少于平时的摄取量，到第二周再恢复至平日往常的量。像这样以一周为单位期限，循环往复，逐渐地把食盐的摄取量减下来。

这个办法的关键在于，先在一周之内减少食盐的摄取量，然后就可以恢复和之前一样的饮食生活。由于其特点是骤增骤减，所以这种办法也叫骤减法。可因为这种叫法不易被理解，所以我给它改名为反复一周减盐法。

这是效果最为显著的减盐方法，它能让你感受到盐多、盐少在口感上的差别。食盐的日摄取量从 14g 骤降到 6g，如能坚持下去，您就会切实地感觉到自己在目前饮食生活中食盐摄取过量的程度。

反复一周减盐法

反复一周减盐法是指让第一周的食盐摄取量少于平时的摄取量，第二周再恢复到和平时相同的摄取量。

由于其特点是骤增骤减，所以这种办法也叫骤减法。

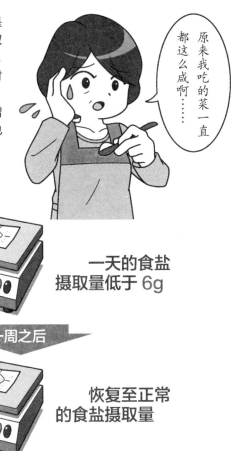

原来我吃的菜一直都这么咸啊……

一天的食盐摄取量低于 6g

一周之后

恢复至正常的食盐摄取量

反复一周减盐法②

Q 目前流行的那些减盐方法不行吗？

A 目前主流的减盐方法都是要求持续地控制食盐摄取量。但我却对这类方法持怀疑态度。我认为，让人持续地减少食盐摄取量是难以做到的。

这种方法很像我们上学时为应对考试而进行的突击学习。考试前的一周，我们都能集中精力去复习。但若让我们从入学到毕业，每天都搞突击学习，是不可能的。目前推行的减盐法和考试前的突击学习是一个道理。在我看来，这种做法没有可操作性。

于是我想到了减盐一周，还原一周的方法。只要反复实践，就能达到减盐的效果。

目前流行的减盐方法

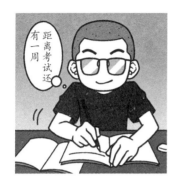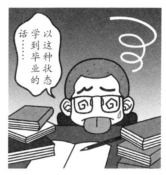

考试前的一周，我们都能集中精力去复习。但若让我们从入学到毕业，每天都搞突击学习，却是不可能的。

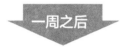

于是我想到了减盐一周，还原一周的方法。

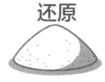

只要反复实践，就能达到减盐的效果。

目前主流的减盐方法都是要求持续地控制食盐摄取量。但我却对这类方法持怀疑态度。

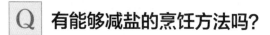

减盐的烹饪①

Q 有能够减盐的烹饪方法吗？

A 在家做饭时，可以制作一些少盐的菜肴。若想要烹制出利于降血压的菜肴，您可以参考以下要点。

首先，选用无盐的调料，这是辅助减盐的方法。可以尝试做以酸、辣为主的菜肴。其中，马上可以付诸实践的就是口感酸爽的菜肴。酸味的调料是减盐过程中的必备品。在食用烤鱼和油炸食品时，可以挤一滴柠檬汁上去，以此替代沙拉酱和酱油。另外，醋本身也是一种很好的降血压佳品。

此外，你还可以用胡椒粉、香辣调味料等作料来代替食盐。在制作咖喱风味的菜肴时，刺激的辛味香料不仅能让你品尝到食材本身的香甜，还能弥补口味过于清淡的缺憾，让菜肴的味道变得更加可口。

● 酸辣是亮点

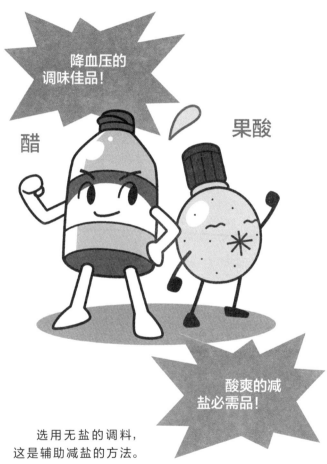

降血压的
调味佳品！

醋　　　　　　　果酸

酸爽的减
盐必需品！

　　选用无盐的调料，
这是辅助减盐的方法。
多加酸辣味的调料可以
弥补口味清淡的缺憾，
让菜肴的味道变得更加
丰富可口。

减盐的烹饪②

Q 还有其他的烹饪方法吗？

A 首先，积极地用市面上出售的减盐调味料烹饪菜肴，也能起到减盐的效果。最近，减盐调味料的种类越来越多。食盐、酱油、面汁、海带汤汁、沙拉酱、番茄酱等调味料上均注有"减盐"或"少盐"的标识。这些调味料在减少氯化钠（食盐的主要成分）的同时还增加了氯化钾，而钾有降血压的功能，这样一来真可谓一箭双雕。关于钾的降压效果详情可见78~83页。

此外，选用新鲜食材也是制作减盐餐的关键所在。因为新鲜食材口味本就十分鲜美，所以即使不加调味料，做出来的菜肴也很可口。

● 减盐调味料和新鲜食材

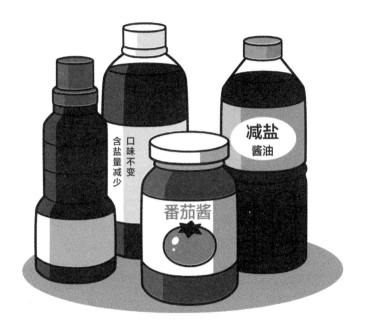

含盐量减少

口味不变

减盐
酱油

番茄酱

　　选用市面上出售的减盐调味料烹饪菜肴，也能起到减盐的效果。

　　选用新鲜食材是制作减盐餐的关键所在。

减盐的烹饪③

Q 还有其他的烹饪方法吧？

 用天然盐替换精盐也是个有效的办法。比起生产加工的精盐，在露天盐场晾晒而成的天然盐更适合用来减盐。因为精盐只含有矿物质成分钠，而天然盐却含有钾和镁等多种矿物质元素，可谓是营养均衡。而且钾和镁对降血压很有帮助，所以食用天然盐可以减少罹患高血压的概率。

此外，用海带汤汁制作菜肴也是一种好办法。用它做菜时，只需稍加一点点盐，味道就很好了。不过，市面上出售的海带汤汁含盐量还是较高的，相较下还是自制的更安全。因此您可以买些海带、鲣鱼片和小杂鱼干等食材来自己制作海带汤汁。

● 天然盐和海带汤汁

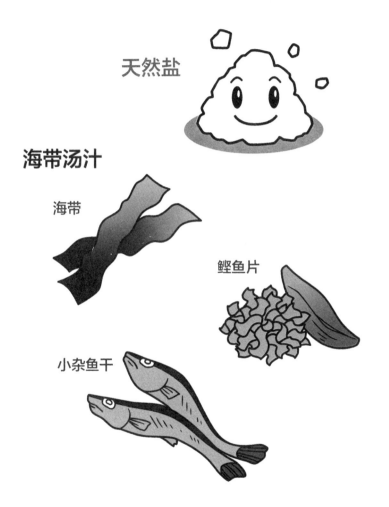

天然盐

海带汤汁

海带

鲣鱼片

小杂鱼干

　　比起加工过的精盐，在露天盐场晾晒而成的天然盐更适合用来达到减盐目的。

　　用海带汤汁做菜时，只需稍加一点点盐，味道就很好了。

减盐的膳食①

Q 膳食要怎搭配才能做到减盐？

A 不加盐的减盐餐令人难以下咽，减盐也往往因此很难坚持下来。其实，你可以不吃便当中的梅干和咸菜，从点滴小事做起，逐步地去减盐。

我把这种做法叫点滴减盐法。只要渐渐地增加这种办法的实践次数，你就能养成减盐的用餐习惯。

下边为你介绍几种减盐膳食搭配法。

首先值得一试的是保留一道原有滋味的菜。做菜时要采用这种张弛有度的减盐方法。不要把所有的菜都做得那么清淡，只留一道符合平时口味的菜，其他的菜肴少盐即可。这种富有弹性的减盐方法，并不会让人因为觉得菜肴不好吃，而因此心生抵触的情绪。

● 留一道平时口味的菜

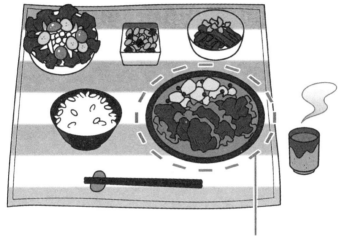

不要把所有的菜做得都那么清淡，只留一道符合平时口味的菜肴，其他的菜肴少盐即可。

减盐的膳食②

Q **还有其他的减盐方法吧？**

A 有一种名叫"分组法"的进餐方法也十分有效。先选出自己喜欢的食物，再按照自己对食物的喜爱程度进行分组，分出"戒不掉的""戒得掉的"，然后逐渐减少"戒得掉的"一组食物的进食次数。先在1个月内减掉此组食物1/3的摄取量，适应之后再减去1/3。这样就能从整体上做到减盐了。另外，把那些"戒不掉的食物"藏到找不到的地方，吃不到也等于是在减盐。以上的减盐方法是比较简单易行的。

像酱油和沙拉酱这些调味料，食用时不要把它直接浇在食物上，要蘸着吃。这也是个很重要的进餐方法。把调味料浇到食物上只会增加食盐的摄取量。

点滴减盐法不是让人一步到位地去减盐，而是每天减少一点。从可行的小事做起才是本方法的操作要领。

● 分组法和蘸料法

分组法

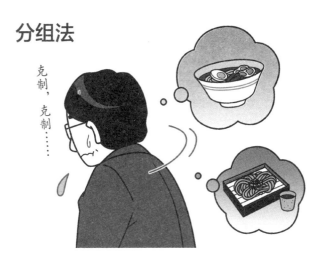

不要把调味料浇在食物上，要蘸着吃。

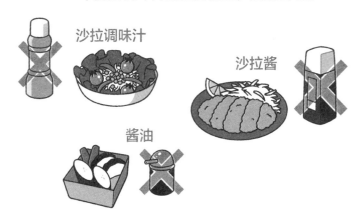

沙拉调味汁

沙拉酱

酱油

分组后，逐渐减少"戒得掉的"一组食物的进食次数。

像酱油和沙拉酱这样的调味料，食用时不要把它浇在食物上，要蘸着吃。这也是个很重要的进餐方法。

我的饮食生活

Q 你要求我们减盐，你自己做到了没有？

 我可是在坚决地进行减盐行动啊！

拿酱汤来说，一般的酱汤里会含有2g左右的盐。而我喝的酱汤里只有1g的盐。虽然人们常说为了减盐要少喝酱汤，但酱汤中的大豆蛋白有扩张血管的功能。所以酱汤不是不能喝，只要烹饪得当，酱汤也是可以享用的美味。

另外，我既不把酱油浇到食物上，也不蘸着吃。我吃纳豆时，只简单地搅拌一下。吃生鱼片和寿司时，我也只蘸芥末，这样能品尝到生鱼片的鲜美。的确，这种做法最开始也许让人难以接受，但现在让我蘸酱油吃生鱼片，我反而会觉得太咸而吃不下去。

因此，我在指导大家的同时，也会一直以身作则积极地进行减盐实践的。

● **我的饮食生活**

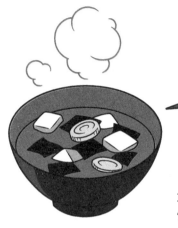
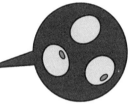

酱汤中的大豆蛋白有扩张血管的功能。所以酱汤不是不能喝，只要烹饪得当就好。

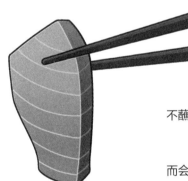

吃生鱼片和寿司时，只蘸芥末，不蘸酱油。

现在让我蘸酱油吃生鱼片，我反而会觉得太咸而吃不下去。

我在坚决地进行减盐行动。
酱汤做的口味很清淡，吃东西时不浇酱油，直接吃。

适度的运动

 除了减盐还要做什么?

 适度地运动。适度运动有助于降血压。但要坚持运动20周左右才能见效。所以，持之以恒是非常重要的。

运动能够降血压的原因如下：

· 血管扩张会使血液顺畅运行。

· 肺活量增大能减轻心脏的负担。

· 减少致使血压升高的激素，刺激降血压激素分泌。

适度的运动还能预防血栓，减少坏胆固醇、中性脂肪和降低血糖值。这虽然不能直接降血压，却对血管健康和保持血压平稳有着积极的作用。

● 适度的运动

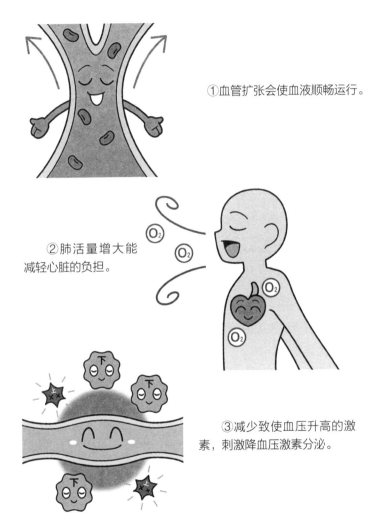

①血管扩张会使血液顺畅运行。

②肺活量增大能减轻心脏的负担。

③减少致使血压升高的激素，刺激降血压激素分泌。

适度的运动有助于降血压，但要坚持运动 20 周左右才能见效。所以，持之以恒是非常重要的。

有氧运动

Q 高血压患者适合做哪些运动？

A 虽说运动是降血压的方法，但也不是所有的运动都适合用来降血压。运动分为有氧运动和无氧运动。适合高血压患者的是有氧运动。

有氧运动是让氧气融入体内的运动。具有代表性的有氧运动有：快走、慢跑、骑车和水中步行。

另外，徒步外出也是很好的有氧运动。在被称为汽车社会的现代生活中，人们进行运动的机会是越来越少了，您只要把徒步外出融入生活，就会获得一项很好的有氧运动。快走去商场购物，上班时提前下车步行去公司，不坐电梯改爬楼梯，这些都会让您消耗掉与做专项运动相同的热量。

● 有氧运动

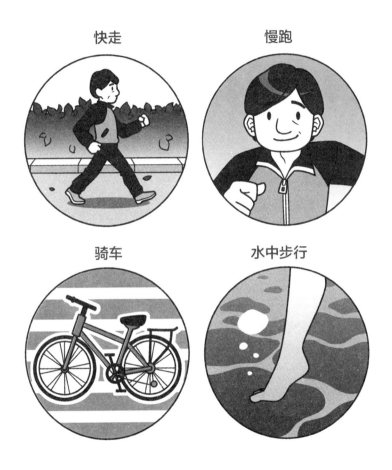

快走　　　　　　　　慢跑

骑车　　　　　　　　水中步行

　　有氧运动就是让氧气融入体内的运动。具有代表性的有氧运动为：快走、慢跑、骑车和水中步行。

无氧运动

Q 高血压患者不适合做哪些运动？

A 高血压患者不适合做无氧运动。像短跑、举重、引体向上、俯卧撑和仰卧起坐等都属于无氧运动。短时间内屏住呼吸会给肌肉带来很大的负担，血压会骤然升高。像这种瞬间发力的运动就不适合高血压患者去尝试。

有人认为"我打高尔夫球，总该没问题了吧。"但打高尔夫球也会诱发血压升高哦！很多打高尔夫球的人即使是休息不好，也往往会一大早就赶赴球场。他们就是在这种最糟糕的状态下去打球的。而且人在挥杆打球时，会产生紧张感，心跳也会随之加快。尤其是冬天的高尔夫球场，冷空气也会促使血压升高。所以，对高血压患者来说，打高尔夫球是一项相当危险的运动。它很有可能会诱发高血压发病。

● 无氧运动

短跑

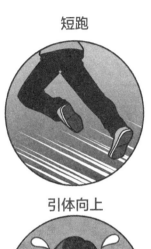

举重

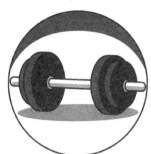

引体向上

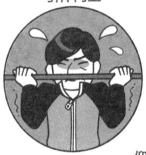

俯卧撑

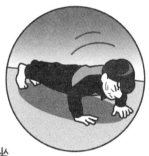

仰卧起坐

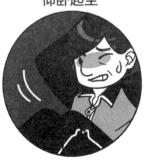

屏住呼吸、瞬间发力的运动叫无氧运动。

具有代表性的无氧运动有短跑、举重、引体向上、俯卧撑、仰卧起坐。

什么叫适度的运动

Q 有氧运动要做到什么程度才算"适度"？

A 有氧运动虽然对降血压有好处，但也要适度。高强度、过于激烈的运动对血压是有害无益的。适度的运动是指那种感到"稍微有点累"的运动。"稍微有点累"就是能让人在运动的同时还有与他人说话的精力。如果您累得上气不接下气，无暇与他人说话，那么这样剧烈的运动就会使血压上升，从而导致事与愿违的结果。这种让人感到"稍微有点累"的运动每次做 30~60 分钟即可，每周运动三次为宜。

做运动还要注意避开一些时间段。早上起床后的 3 个小时内不适合做运动。在上午，人的血压会骤然升高，高血压患者如果在此时做运动，血压就会升得更高，这会增加脑出血、脑卒中和心肌梗死的发病率。下午比较适合做运动，所以建议大家在气温稳定的午后去锻炼身体。

● 稍微有点累的运动

每次运动 30~60 分钟，每周 3 次为宜。

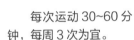

星期日	星期一	星期二	星期三	星期四	星期五	星期六
50分钟			30分钟			30分钟

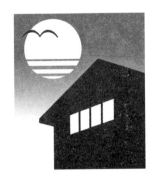

适度运动是指在运动的同时还有与他人说话的精力。

午后到傍晚这段时间内最适合做运动。建议大家在气温稳定的午后去锻炼身体。

适度的运动是指那种感到"稍微有点累"的运动。"稍微有点累"就是让人在运动的同时还有与他人说话的精力。

不适宜运动的状况

Q 高血压患者可以随时进行运动吗?

A 做运动之前要先去医院检查身体,征得医生的允许后才能开始运动。当身体状况、状态不佳时,必须马上停止当天的一切运动。如有感冒、睡眠不足、腹泻、疲劳等情况,要结合身体状况做判断。量力而行才是让运动疗法坚持下去的关键。

为了避免病情恶化,以下患者应放弃运动疗法。

• 高压超过 180mmHg,低压超过 110mmHg 的重症高血压患者。

• 心脏肥大的人。

• 冠状动脉异常的人。

• 肾功能低下的人。

• 眼底出血的人。

● 运动时的注意事项

·心脏肥大者

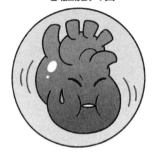

·冠状动脉异常

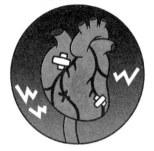

·肾功能低下

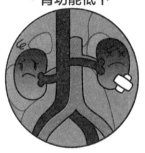

·重症高血压患者

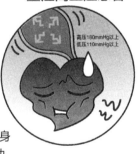

高压180mmHg以上
低压110mmHg以上

　　做运动之前要先去医院检查身体，征得医生的允许才能开始运动。当身体状况、状态不佳时，必须马上停止当天的一切运动。上述人群和眼底出血的人应放弃运动疗法。

快走①

 快走可以降血压吗？

 快走是典型的有氧运动。它除了可以降血压，还对肥胖、高脂血症、糖尿病等疾病有很好的预防效果。

快走随时都能进行，且不需要做任何特殊的准备。不擅长运动的人也可以选择这项运动。可根据自身状况灵活调节速度和距离，是这种疗法的优点。它是防治高血压的最佳运动方式。

快走运动的强度可以参考"稍微有点累"的运动量建议。在有力气和人说话的同时走到流汗的程度是最理想的。

每次快走以 30~60 分钟为宜。最开始每周走上 3 次即可。如果每天都能走上一段那是再好不过了，但要量力而行。

● 快走

快走是典型的有氧运动。

快走除了能降血压，还有助于养成良好的生活习惯。

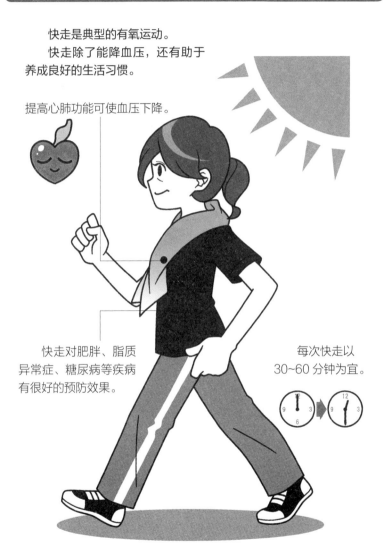

提高心肺功能可使血压下降。

快走对肥胖、脂质异常症、糖尿病等疾病有很好的预防效果。

每次快走以30~60 分钟为宜。

快走②

Q 快走时有哪些注意事项?

 快走虽然简单,但也有需要注意的问题。注意事项如下:

首先,快走之前务必要做热身操等整理伸展运动。为避免在快走中崴到脚或快走后出现膝盖疼、腰疼等情况,可以在运动开始前和结束后做些简单的柔软体操,如慢慢地向前屈膝,缓缓地转动脚踝。

其次,要当心脱水。流汗会使体内水分大量流失,所以出门前要喝一杯水或带水出门。

第三,要穿吸水性和透气性好的衣服。为便于调节体温,可多带几件衣服出门,穿一双合脚的鞋也是一项重要的准备工作。

快走的注意事项

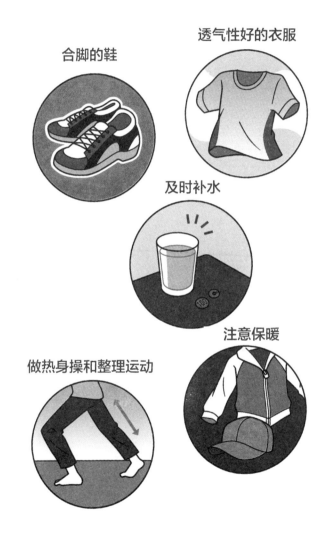

合脚的鞋

透气性好的衣服

及时补水

做热身操和整理运动

注意保暖

快走要做好上述准备工作。

慢跑

 除了快走之外，还有什么运动能够降血压？

 除了快走，还有很多可以有效降低血压的有氧运动。比如，近年来备受关注的是 4~5km/h 的慢跑。

"稍微有点累"的快走时速是 6km，而一般的步行速度是 4~5km。因此，慢跑就是一项比快走慢，用一般步行的速度去跑步的运动。

一般来说，跑步时用到的是快肌肌肉。人在做无氧运动时快肌肌肉容易产生疲劳物质——乳酸，在肌肉中的沉积。但慢跑就不会用到快肌肌肉，所以也不易产生疲劳物质。长时间的适度刺激会逐渐遍及全身，这种刺激会使血管扩张，从而降低血压。

慢跑时步伐要小，后腿不要过分向上抬起。

● 慢跑

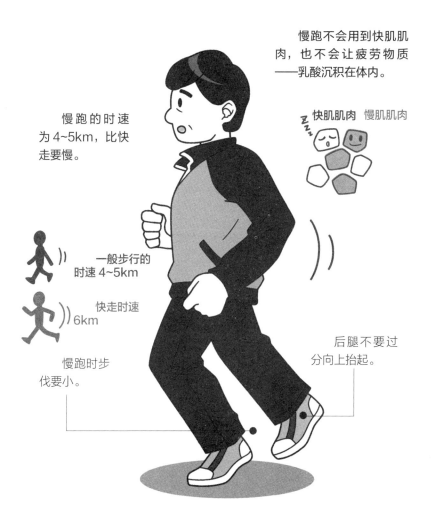

慢跑不会用到快肌肌肉，也不会让疲劳物质——乳酸沉积在体内。

快肌肌肉 慢肌肌肉

慢跑的时速为 4~5km，比快走要慢。

一般步行的时速 4~5km

快走时速 6km

慢跑时步伐要小。

后腿不要过分向上抬起。

水中步行

Q 还有其他的降血压运动吗?

A 水中步行也是一种能够有效降压的有氧运动。在泳池中行走时，水的压力会产生很大的负荷。所以只要在水中走一走，手臂划划水，就能产生相当大的运动量。而且，水的浮力还会减少腰部与腿部所承受的压力，让身体得到充分的运动。

水中步行的姿势是很重要的。为了增大水的阻力，行走时身体要前倾。过程中应前后摆动手臂，大腿发力，慢慢行走，同时大腿用力上抬，迈大步前进，落地时脚掌要完全踩到水池底部。这样做是为了让身体保持稳定，避免膝盖左右摇晃。

初始时每次可运动 15~30 分钟。适应后可以像游泳一样划水前进、后退，尝试做各种动作。

● 水中步行

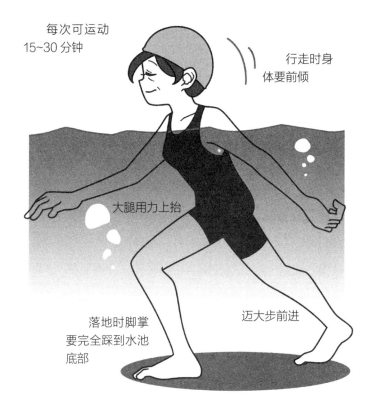

每次可运动
15~30 分钟

行走时身
体要前倾

大腿用力上抬

落地时脚掌
要完全踩到水池
底部

迈大步前进

　　水中步行对降血压很有效。来自水的阻力会成为很
大的负荷，产生相当大的运动量。

甩动手脚，摇摆运动

Q 有起床前在被窝里做的运动吗？

A 清早起床过急可能会感到眩晕。这对健康的人来说不算什么，但对高血压患者来说，这种眩晕会引起血压上升，导致脑梗死。所以起床不要起得太急，可以先躺在床上慢慢地活动一下手脚，等血压趋于平稳、头脑清醒后再慢慢地起来。

这种通过活动手脚调整血流、稳定血压的方法在白天也可以做。长时间伏案工作会使血液滞留在下半身，影响血液循环。这样一来，血压也会变得极不稳定。可以甩甩手、踢踢腿来改善血流状况；也可以一边想象着自己是在甩去手上的水，一边活动手脚。这样做的话，不稳定的血压也会渐渐地趋于平稳。

● 甩动手脚，摇摆运动

早上晃一晃

早上起床前躺在床上活动一下手脚，白天也可以做同样的动作。

这样做能让不稳定的血压逐渐恢复平稳。

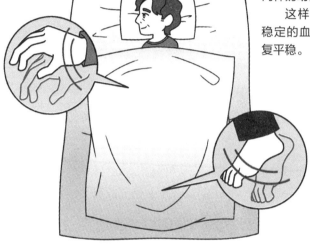

早上醒来后，可以躺在床上活动一下手脚，再慢慢地坐起来。

白天摇一摇

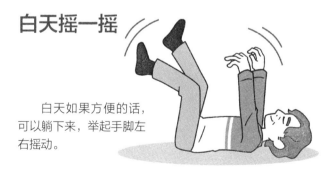

白天如果方便的话，可以躺下来，举起手脚左右摇动。

穴位按压

Q 按压穴位也能起到运动的效果吗？

A 保持全身血流通畅是控制血压上升的关键。因此，刺激身体末端的手脚等部位，会产生更好的效果。若末梢处的血液循环良好，就说明从心脏输出的血液能够畅通无阻地在体内循环。

脚掌上有很多穴位，按压脚心附近的涌泉穴会起到很好的降压效果，所以可以多多按压这个穴位。在按压之前，最好做一些预热活动，从脚心到脚跟用拳头轻捶 100 次，这样效果更佳。

按压穴位时，血流会逐渐变得顺畅，血压也会随之趋于平稳。双手按压穴位时，指尖的血液循环也会得到改善。按压穴位既不需要特殊的工具，也不需要挤出很多时间，随时随地都可以操作。希望你能养成按压穴位的好习惯。

● 穴位按压

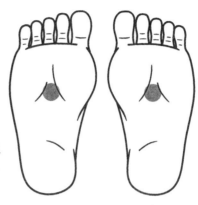

涌泉穴

按压脚心附近的涌泉穴会起到很好的降压效果。

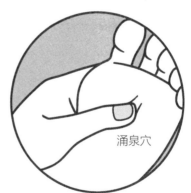

涌泉穴

按压时间

按压三秒放手一秒，按压五秒放手两秒。每次以这样的频度按压穴位 2~5 分钟。

想要控制血压上升，按压手脚是非常有效的办法，特别是按压脚心附近的涌泉穴，一定会起到很好的降压效果。

肥胖和血压的关系

Q 胖的人真的容易得高血压吗？

A 很多胖的人都是高血压患者。其实，肥胖必然会导致血压上升，而且还能使低压升高。不过，为什么人一胖，血压就会升高呢？

最大的原因是血流不畅。胖人的脂肪会压迫血管，致使血流不畅。血流不畅会使血管承受的压力上升。

另一个原因与胰腺的功能有关。胰腺分泌的胰岛素可以把血液中多余的糖转化成脂肪。而肥胖会影响胰腺功能的发挥，所以为了完成这个转化，就需要分泌出更多的胰岛素。在分泌胰岛素的过程中，交感神经受到刺激，血压就会上升。所以胰岛素分泌过剩才是胖人易得高血压的根源。

肥胖和血压的关系

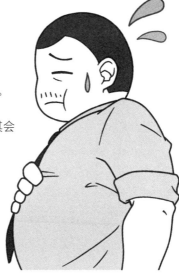

很多胖的人都是高血压患者。

肥胖可引起血压上升，尤其会有使低压升高的危险。

血流不畅

脂肪会压迫血管，致使血流不畅。血流不畅会使血管压力上升。

胰岛素分泌过剩

胰岛素分泌过剩会让血压升得更高。

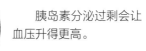

肥胖必然会导致血压上升。
其原因是血流不畅和胰岛素分泌过剩。

肥胖的标准

Q 我的体重是偏重还是正常？

 上一节说过胖的人易得高血压，其高血压的发病率是普通人的 3 倍。是否肥胖不能只看表面，还要根据脂肪和体重的所占比重来判断。有些人虽然很壮实，长的却是一身肌肉。而有些人看上去并不胖，却长着不易被发现的肥肉。脂肪率超过 25% 的男性和超过 30% 的女性都属于肥胖人群。现在，很多家用体重计也有测量脂肪率的功能，你可以用它测量自己的脂肪率。

此外，根据身高和体重计算肥胖度的 BMI（Body Mass Index 身体健康指导）也能表明肥胖度。虽然没有计算人体脂肪的公式，但测量方法很简单，肥胖度便可一目了然。

● BMI

肥胖度＝体重（kg）÷ 身高（m）÷ 身高（m）

低于 18.5	偏瘦
高于 18.5 小于 25.0	正常
22	最佳
高于 25.0 小于 30.0	一级肥胖
高于 30.0 小于 35.0	二级肥胖
高于 35.0 小于 40.0	三级肥胖
40.0 以上	四级肥胖

根据 BMI 计算得到的肥胖度

当 BMI 为 22 时，包含高血压在内的各种生活习惯病的发病率最低。

标准体重 ＝ 22× 身高（m）× 身高（m）

你可以根据 BMI 计算一下自己的肥胖度。
虽然不能计算自己的脂肪率，但却可以由此得知肥胖度是多少。

肥胖者的饮食策略①

Q 饮食过量才是肥胖的根源吧？

A 大多数胖人都有饮食过量的问题。虽然很多人都知道"饭吃八分饱"的道理，可吃到八分饱总又觉得没吃饱。所以我建议大家吃饭时一定要细嚼慢咽，人脑的满腹中枢要在吃饱之后的 20 分钟后才会接收到"已经吃饱了"的信号。因此，细嚼慢咽可以让人在进食量较平时少的情况下，产生"已经吃饱了"的感觉。所以千万不要在饱腹感到来之前风卷残云、狼吞虎咽。

经 BMI 测得结果显示为肥胖的人，请务必纠正不良饮食习惯。为了使血压降下来，一定要解决肥胖这个问题。

● 饮食过量

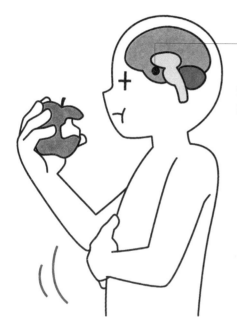

满腹中枢

要在吃饱之后的 20 分钟后才会接收到"已经吃饱了"的信号。

大多数胖的人都存在饮食过量的问题。每天吃饭时请牢记"饭吃八分饱"。

肥胖者的饮食策略②

Q 不可以节食减肥吗？

A 饮食不规律也是不良的饮食习惯。如果少吃一顿饭，那么到了吃下一顿饭时，进食量就会比平时还大。也就是说，节食会让身体在短期内处于饥饿状态，刺激人体对食物的消化与吸收。所以用节食的办法减肥，反而会让人变得更胖。

另外，也不要在深夜吃饭。如果过了晚上 9 点建议就不要再吃任何东西了。这时，人体进入了休息状态，自主神经便会自动切换到副交感神经上去。这样一来，人体的代谢功能会随之降低。吃进肚子里的食物容易转化成脂肪堆积下来。

肥胖者应对自己每天的进食量、进食次数和进食时间做好记录。一天之内吃了哪些东西，把吃进去的食物列出个清单来，这对控制饮食很有帮助。

● 列出饮食清单

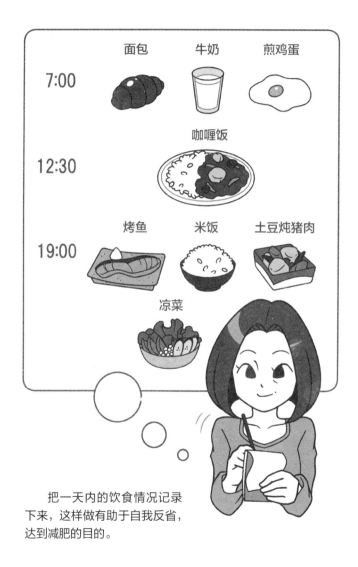

把一天内的饮食情况记录下来，这样做有助于自我反省，达到减肥的目的。

注意油的摄入

Q 减肥时最重要的是控制油的摄取吗？

 肥胖者必须注意热量和胆固醇的摄取，因此，有必要了解一些与油有关的知识。

油分为富含饱和脂肪酸的油和富含不饱和脂肪酸的油两种。饱和脂肪酸多来自黄油、猪油和牛油等动物脂肪，而不饱和脂肪酸大多从植物中提取而来。

如果人体摄入了过多的动物脂肪，就会增加胆固醇等血中脂质的含量，所以吃油时应尽量选用含有不饱和脂肪酸的植物油，因为它可减少胆固醇和中性脂肪，且有利于减肥。

其中，含油酸的不饱和脂肪酸具有很高的健康价值，而此类植物油的代表就是橄榄油。

● 油的选择

饱和脂肪酸

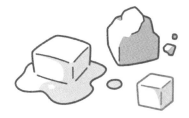

在常温下呈固态的油脂，可增加胆固醇。

不饱和脂肪酸

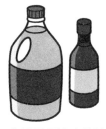

在常温呈液态的油，可减少胆固醇和中性脂肪。

油酸

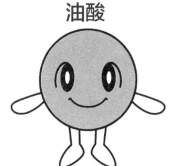

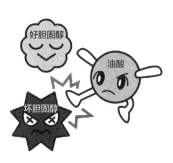

油酸是减少坏胆固醇，具有保健功能的不饱和脂肪酸。

　　肥胖者必须注意热量和胆固醇的摄入。因此，肥胖者要多食用富含不饱和脂肪酸的植物油。

喜欢的食物要加以节制

Q 在食用副食和甜点时有哪些注意事项？

A 副食和甜点属于嗜好品。如果能做到一日三餐都吃低脂肪、低热量的主食，那么在吃副食和甜食时也要选择这样的食品。

一般来说，副食中所含的盐和脂肪都很高，所以应挑选口味清淡且热量低的副食。烤鱼、生鱼片、豆腐、纳豆和蔬菜沙拉都是很好的副食，但在吃以上这些东西时不要加入酱油和沙拉酱等调料。

适当地吃点甜食可缓解人的压力，但吃得太多也会增加热量，致使血糖值升高，给血压带来负担。因此，每天甜食的摄入量应控制在 418~837 千焦以内。一口就能吃掉的甜点，每天吃两块就够了。甜点最好在体能消耗较大的白天吃，一定要小心留意甜点中含带的糖分。

● 副食

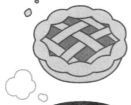

每100g 馇面面点中含有 1.3g 盐

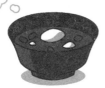

每碗小豆粥中含有 0.5g 盐

| 鱼 | 豆类 | 蔬菜 |

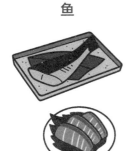

请选择低脂肪、低热量的副食，食用
时不要加入酱油和沙拉酱等调味料。

睡眠呼吸暂停综合征①

Q 肥胖者打鼾也能让血压升高吗？

A 肥胖者都有个很要命的症状，即打鼾。肥胖者在睡觉时会不停地打鼾，但过程中会突然停下来，不一会儿鼾声会再次响起。这样的过程会在肥胖者睡觉时循环往复地进行，时间久了就成了睡眠呼吸暂停综合征。鼾声中断，呼吸也会随之停止，呼吸一旦停止，人体内氧气不足就会引起血压上升。而且，呼吸停止也会间接地打断睡眠，让人不能安然睡眠，而睡眠不足会使人在次日血压升高。

很多患有睡眠呼吸暂停综合征的人都是肥胖者。由于肥胖者的喉部附近长有多余的脂肪，睡眠时上呼吸道就会变窄，从而引起打鼾。这种病症通常和高血压同时存在，所以应多加注意。不要把它当成单纯的打鼾而放松警惕，要考虑到它对血压的不良影响，并积极主动地进行治疗。

● 睡眠呼吸暂停综合征

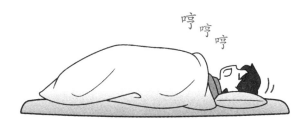

睡觉时不停地打鼾，但过程中会突然停下来，
不一会儿鼾声又再次响起。

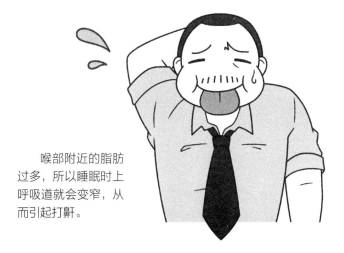

喉部附近的脂肪
过多，所以睡眠时上
呼吸道就会变窄，从
而引起打鼾。

肥胖者多有睡眠呼吸暂停综合征。高血压患者一定
要积极主动地进行治疗。

睡眠呼吸暂停综合征②

Q 怎样治疗睡眠呼吸暂停综合征?

A 想治疗睡眠呼吸暂停综合征,首先要解决其病因——肥胖这一问题。而减肥要从饮食和运动两方面入手。

此外,还要避免打鼾。睡觉时可以保持侧卧的姿势,用鼻呼吸。仰卧的睡姿会让舌头垂进喉咙深处,使上呼吸道变得狭窄,从而引起打鼾。而侧卧的睡姿就会避免这一情况的发生,减少打鼾的概率。

如果打鼾严重,应及时就医。人们为了治疗这一疾病还发明了专用的口罩。如果睡觉时带上这种口罩就会改善睡眠质量。

● 睡眠呼吸暂停综合征的治疗方法

仰卧的睡姿会让舌头垂进喉咙深处，使上呼吸道变得狭窄，所以可采取侧卧的睡姿。

要养成用鼻呼吸的习惯。

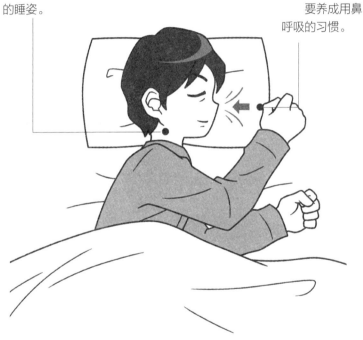

要通过调节饮食和增加运动的方式减肥。为预防打鼾，可选择侧卧的姿势入睡。

这里为你介绍的是富含钾元素且可降血压的菜肴。土豆是薯类的代表食材，它不仅钾含量高，还有抗氧化的作用。

🍴 土豆炖番茄 🍴

● 食材

3个大小适中的土豆　2个西红柿　2片罗勒　1瓣大蒜　1大匙橄榄油　1大匙番茄酱

● 制作方法

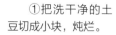

①把洗干净的土豆切成小块，炖烂。

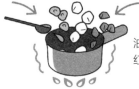

②在另一只锅里加入橄榄油，用蒜爆锅，再把土豆块和西红柿放入炒锅小火慢炖。

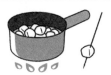

③把罗勒叶切成碎末，和番茄酱一起放入炒锅，继续炖，约5分钟既可出锅。

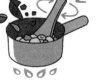

第 **2** 章

减盐、减肥外需注意的饮食生活

　　除了第一章介绍的降血压饮食法，还有很多方法也可以达到降血压的目的。本章将为你介绍各种可使血压保持稳定的营养元素，并进一步为你提供更科学的饮食方法。

钾①

Q 怎样解决平时食盐摄取过量的问题？

A 食盐摄取过量是诱发高血压的元凶，人体内钠含量的增加可引起血压的上升。想要把多余的钠排出体外，就要多补钾。

钾的摄入有助于把体内多余的钠排出，从而起到降压的效果。另外，钾具有扩张血管的作用，因此被称为"天然降压药"，是一种能高效降血压的矿物质元素。

预防高血压，减盐和减肥是必须的关键措施。多补钾则可起到减盐的效果；控制热量和脂肪的摄入和吸收则达到减肥的目的。

● 钾的功效

钾有排出体内多余的钠和扩张血管的作用。钾被称为"天然降压药"，是一种能高效降血压的矿物质元素。

天然降压药

钾

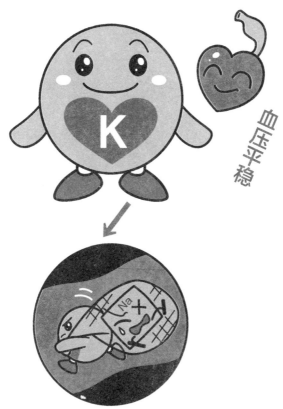

血压平稳

把多余的钠排出体外。

钾②

Q 每天要补多少钾呢?

A 从高血压防治的角度来看,无论男女,每人每天应摄取大约3.5g 的钾。

调理时需要注意的是,吃甜食、喝咖啡、饮酒之后人体内的钾会大量流失。腹泻、排汗时,体内的钾也会流失。因此,大家应尽可能地多去补钾。另外,高血压患者在接受治疗时所服用的利尿药也会导致体内的钾大量流失。

健康的人即使补钾过量也不要紧,因为多余的钾会随尿液排出体外。但肾脏有问题的人如果补钾过量则会出现高钾血症,严重时会危及生命。所以需要补钾时,一定要提前咨询医生。

钾的最佳摄取量与高钾血症

钾的最佳摄取量

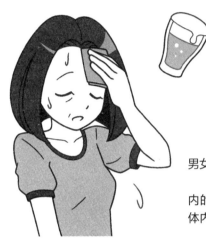
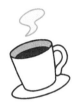

从高血压防治的角度来看，无论男女，每人每天都应摄取 3.5g 的钾。

吃甜食、喝咖啡、饮酒之后人体内的钾会大量流失。腹泻、排汗时，体内的钾也会流失。

高钾血症

肾脏有问题的人如补钾过量会罹患高钾血症。

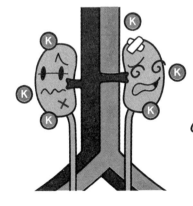
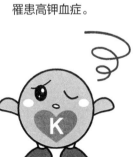

钾③

Q 富含钾的食物都有哪些？

A 含钾量高的食物应首推薯类和豆类。所有薯类的钾含量都很高，特别是芋头。其次是山药、土豆、地瓜。地瓜晒成地瓜干后，地瓜内的钾含量会增加。因此，想吃甜食时就吃地瓜干吧！另外，竹笋、胡萝卜、南瓜、菠菜、油菜和鸭儿芹等蔬菜以及苹果、橙子、香蕉等水果中的钾含量也非常高。

水果中的苹果不仅富含钾，还有丰富的膳食纤维，是让血压保持稳定的最佳食品。每天吃上 3 个苹果，就可起到降血压的效果。

● 钾含量高的食材

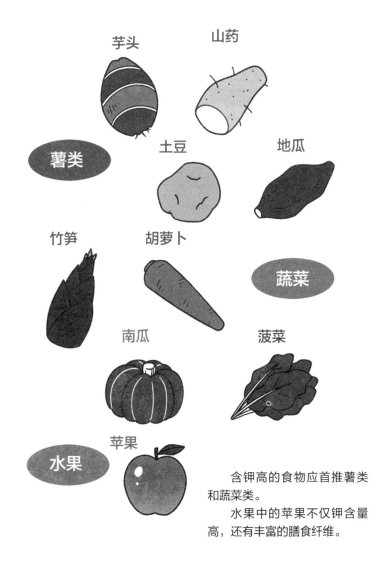

芋头　山药

薯类　土豆　地瓜

竹笋　胡萝卜　蔬菜

南瓜　菠菜

水果　苹果

含钾高的食物应首推薯类和蔬菜类。

水果中的苹果不仅钾含量高，还有丰富的膳食纤维。

钙与镁①

 除了钾以外，还有哪些矿物质元素对降血压有帮助呢？

 血管收缩，血压就会升高；血管扩张，血压就会下降。影响血管变化的矿物质元素还有钙和镁。

钙，是骨骼和牙齿的主要构成成分，是预防动脉硬化和骨质疏松的必需矿物质元素。钙也会使血管收缩，不过矿物质元素镁能够弥补钙的这一缺陷。因此，这两种元素对于维护血管发挥着极其重要的作用。

钙与镁的最佳比例是2：1或3：1。如果打破了这种平衡，人体内的血压就会升高，随之身体会出现各种问题。含钙丰富的食物有小鱼、牛奶和奶酪；含镁丰富的食物有藻类食品和各类干果。

钙和镁

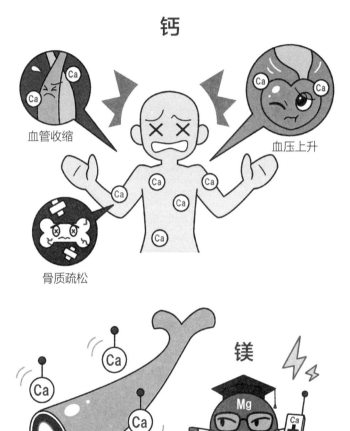

钙是人体必不可缺的矿物质元素，但它也会使血压上升，而镁可以很好地弥补钙造成的缺陷。

钙与镁②

Q 钙、镁缺乏会出现怎样的后果?

A 若这两种元素缺乏会出现怎样的后果呢? 缺钙就会引起钙过剩。这话听上去莫名其妙。其实,人体为了补钙,就会从骨骼中分泌出钙来。也就是说,缺钙会导致了人体钙分泌的增加。这种现象叫作钙反常。过多的钙会使血管收缩,血压上升。

缺镁会刺激钙的分泌,使高血压变得更为严重。而且,细胞内把脂肪转化成能量的酶不能发挥作用,就会导致肥胖。压力大、饮酒过量、运动过度都会导致缺镁。

●缺钙与缺镁

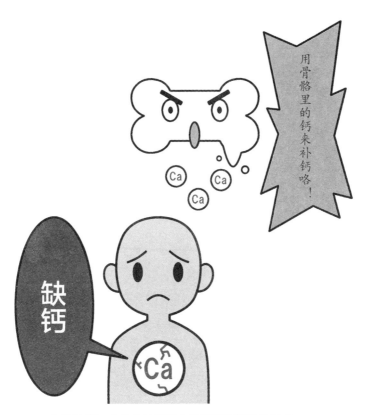

为了补钙，人体会从骨骼中分解出来钙以供需求。

缺钙会引起钙过剩和血压上升。缺镁会刺激钙的分泌，加重高血压的病情。

蛋白质

Q 有能改善血压状况的营养元素吗?

 若血管有弹性,那么即便血压升高,血管也不会破裂。这虽然不是直接的降血压方法,但却是防治大病的重要方法。能够为承受血液压力的血管提供保障的营养元素是蛋白质。

20世纪50~60年代,日本秋田县民众的膳食以多盐少蛋白质为习惯搭配,这使得该地区的脑卒中死亡率高居日本榜首。这一情况引起了秋田县政府的重视,于是政府便倡导民众大量摄取蛋白质。现在,秋田县脑卒中的死亡人数比过去少了很多。

蛋白质可分为动物蛋白和植物蛋白。摄取时要注重二者的均衡。动物蛋白可以从鱼类、贝类和章鱼中获取。鱼类和贝类不仅热量低,还富含可降低胆固醇的成分。植物蛋白可以从豆类获取。其中,豆腐、豆奶等大豆加工品是营养价值很高的食品。

●蛋白质

蛋白质可以打造坚
韧的血管!

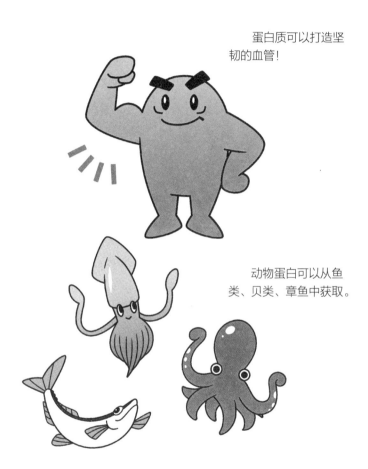

动物蛋白可以从鱼
类、贝类、章鱼中获取。

蛋白质可以打造能够承受血液
压力的坚韧血管。
摄取动物蛋白和植物蛋白时,
要注重二者的均衡。

维生素和膳食纤维

Q 还有哪些营养元素能够降血压？

A 除了蛋白质，还有很多营养元素对降血压也有帮助。

先介绍下维生素。黄绿色蔬菜富含的 $\beta-$ 胡萝卜素、维生素 C 和维生素 E 有抗氧化作用和改善血液循环的作用；维生素 B_6、维生素 B_{12} 以及叶酸能预防动脉硬化；维生素 D 能促进钙吸收。各种维生素对血压的调节都有直接或间接的作用。

再介绍一下膳食纤维。不易被人体消化的膳食纤维可以把肠内多余的糖分、脂肪带出体外。膳食纤维分为水溶性膳食纤维和不溶性膳食纤维。其中，水溶性膳食纤维可以把多余的钠带出体外，对降血压有积极的作用。藻类食品、山药和苹果等都含有丰富的水溶性膳食纤维。

● 维生素和膳食纤维

维生素 C 可以抗氧化、改善血流状况。

维生素 B_6、维生素 B_{12}、叶酸可以预防动脉硬化。

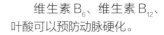

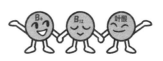

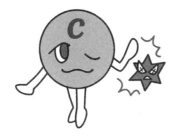

维生素 E 也有抗氧化、改善血流状况的作用。

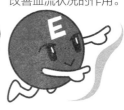

维生素 D 有助于钙吸收。

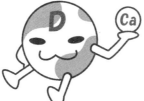

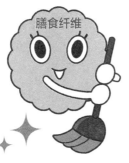

膳食纤维可以清除肠道内的垃圾！

各种维生素对血压的预防都有直接或间接的作用。
水溶性膳食纤维可以把多余的钠排出体外。

酒

Q 都说酒为百药之首，喝酒对血压有何影响？

A 适量饮酒对身体有益无害。酒可以让人放松身心，增加好胆固醇，身体更加健康。但这都是在适量饮酒的前提下才能体现出来的优点。

饮酒也会使血压上升。不可否认，在饮酒后的 1~7 个小时内，酒精会使血管扩张，让血压下降，但此后血压会迅速上升。可见，酒有改变血压的作用，饮酒不可过量。

酒喝得越多，血压就升得越高。担心血压又戒不掉酒的人可以把酒量控制在平时的一半左右，这样一来便可以让血压下降 5~10mmHg。另外，每周应设置两天的戒酒日。

● 酒

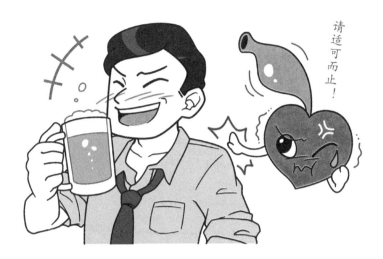

请适可而止！

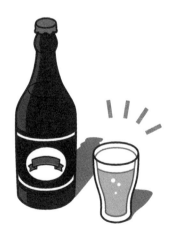

适量饮酒对身体有益无害。但喝酒会让血压上升，所以饮酒不要过量。

服用保健品①

 可以服用保健品降血压吗？

 服用保健品是改善饮食的重要手段。适合高血压患者服用的保健食品有以下成分：

● **肽** 肽是氨基酸的集合体，可以阻碍致使血压升高的血管紧张素的运行。

● **γ-氨基丁酸** γ-氨基丁酸（GABA），是一种神经传输物质，有抑制血管收缩、降血压的作用。

● **醋酸** 平时我们食用的醋的主要成分是醋酸。醋酸有扩张血管的作用，能起到通过扩张血管，改善血流状况，达到降血压的效果。

● **杜仲茶** 杜仲叶片里含有的松脂醇二葡萄糖苷和京尼平苷酸有扩张血管的作用。

● **罗布麻** 罗布麻中含有的槲皮素可以舒缓血管，使血管扩张，并达到降血压的效果。

● 保健品的成分与作用

适合高血压患者服用的保健食品有以下成分：

醋酸

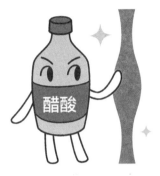

醋的主要成分。醋酸能通过扩张血管，达到降血压的效果。

γ－氨基丁酸

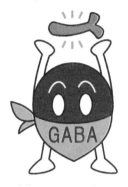

是一种神经传输物质，有抑制血管收缩的作用。

罗布麻

罗布麻中的槲皮素可以舒缓血管，使血管扩张。

杜仲茶

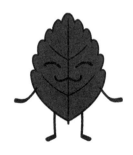

杜仲叶片里含有的松脂醇二葡萄糖苷京尼平苷酸有扩张血管的作用。

服用保健品②

 怎样服用保健品才能达到最好的效果?

 保健品是有助于维护人体健康的食品,它的有效性和安全性得到了科学的认证,因此被称为特定保健品。

上一节介绍了 5 种适合高血压患者服用的保健品成分。除茶和乳酸饮料之外,特定保健品也可当做食品来出售。尽管如此,大多数适合高血压患者服用的保健品都是茶和饮料。你可以在每天起床后喝一点保健品,饭后再喝茶,形成规律,养成习惯。

保健品上都注有每天、每次的服用量,服用时要按照说明服用。服用过量虽然不会影响健康,但也得不到更好的效果,所以定量服用是非常必要的。

● 特定保健品的服用方法

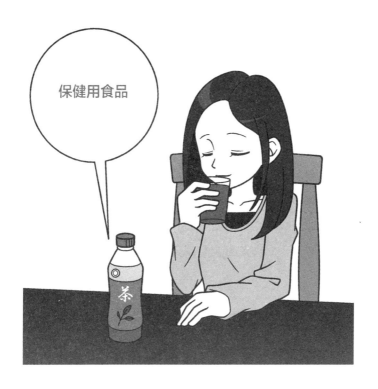

服用保健品要养成习惯，且要定量服用。

健康吃外卖的小窍门①

Q 怎样才能吃到低盐、低热量的外卖？

A 尽管在通过饮食的调节来防治高血压的问题上，重口味、高热量、高脂肪的外卖食品一直为人所诟病，但是无论如何在外面解决午餐的人仍旧很多很多。所以，在吃外卖时，就必须努力做到低盐、低热量。

若能记住外卖食品各种菜品的含盐量，就可以点一些少盐的菜品了。每家店做菜的口味不一样，选择口味清淡的饭店点单也是很重要的。

接下来我会讲几个注意要点，你可以根据这些要点在吃外卖时建立一套属于自己的预防高血压的方法。

● 外卖菜单的含盐量

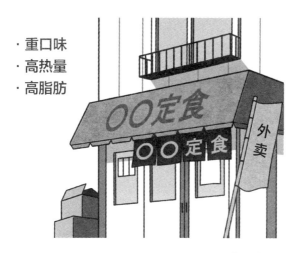

· 重口味
· 高热量
· 高脂肪

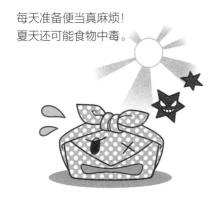

每天准备便当真麻烦!
夏天还可能食物中毒。

麻婆豆腐套餐	6.3g
姜炒肉套餐	5.8g
乌龙面	5.4g
猪排饭	5.0g
韭菜炒猪肝	4.4g
猪排盖饭	4.3g
拉面	4.1g
中华盖饭	2.8g
荞麦面	2.7g
炒饭	2.6g
铁火盖饭 （腌金枪鱼盖饭）	2.5g
牛肉盖饭	2.4g

上表中的含盐量是外卖食品的
平均含盐量。

健康吃外卖的小窍门②

Q 吃面和盖饭时要注意什么？

A 吃面时要把面汤剩下来。那些即使在制造过程中不加盐的荞麦面，其汤汁也是含盐的。而拉面和乌冬面在加工时就已经在面条里加了盐，再加上汤汁里的盐，一顿饭下来，食盐摄取量就会变得相当高了。在自家吃面时也要养成只吃面不喝汤的习惯。

吃盖饭时要尽量少吃米饭。盖饭的饭量大，菜肴口味重，很容易让人摄取过多的盐和热量，因此，吃盖饭时要剩一些饭。如果觉得没吃饱，可以再加一份带有蔬菜和海藻的沙拉。这样就能均衡地摄取营养。

● 面类和盖饭

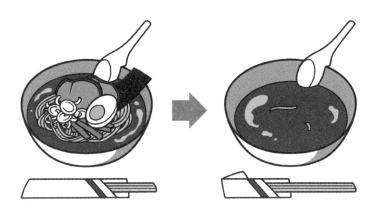

吃面要养成吃面不喝汤的习惯。

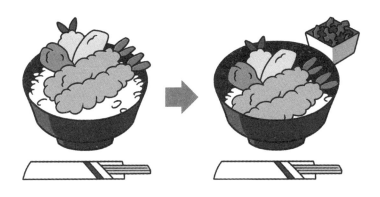

如果觉得没吃饱，可以再加一份带有蔬菜和海藻的沙拉。

● 健康吃外卖的小窍门③ ●

Q 吃盒饭时要注意什么？

A 吃盒饭要注意盒饭的整体分量。如果是打包带走的盒饭，要选小盒的。因为小盒盒饭中的饭菜少，所以含盐量和热量相对较低。还要注意盒饭中的配菜，记住：有鱼不吃肉，有清炖鱼不吃烤鱼，咸菜和炖菜都要少吃一些。

日式便当要比西餐和中餐来的健康。相比之下，日式便当的热量低，可以有效预防肥胖。但日式便当的缺点是有点咸，所以食用时要选择口味清淡的菜。主菜以外的咸菜、炖菜等配菜要尽量少吃。酱汤和饮料也不要喝得一滴不剩。总之，吃正餐的注意事项就是减盐。

● 打包的盒饭

有鱼不吃肉，有清炖
鱼不吃烤鱼。

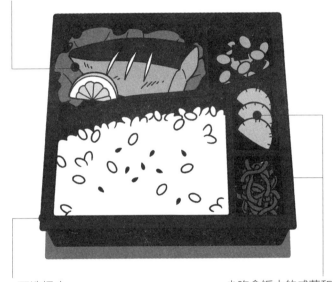

可选择小
盒盒饭。

少吃盒饭中的咸菜和
炖菜。

　　小盒盒饭中的饭菜少，所以含盐量和热量相
对较低。

这是富含钾元素的豆类食材鹰嘴豆制作的咖喱。除了营养丰富的豆类食材，咖喱的香辣味也能有效地减少食盐的摄取。

🍴 鹰嘴豆咖喱 🍴

● 食材

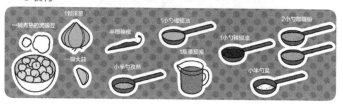

● 制作方法

①在锅里加入橄榄油，用切碎的大蒜、辣椒和孜然爆锅；待炒出蒜香味，就取出锅里的辣椒，把洋葱片加入锅中翻炒。

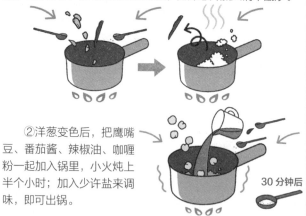

②洋葱变色后，把鹰嘴豆、番茄酱、辣椒油、咖喱粉一起加入锅里，小火炖上半个小时；加入少许盐来调味，即可出锅。

30 分钟后

第 **3** 章

降血压的好生活习惯

　　压力小的生活是让血压保持稳定的必要条件。从充满刺激与诱惑的现代生活中解放出来，似乎很难做到。但越是难做的事才越能让人感受到挑战不可能的乐趣。

降血压的要诀

Q 降血压的生活习惯有哪些要点？

A 关于降血压的生活习惯，我整理了一些日常生活中预防、改善高血压病情的要点出来。为了方便大家记忆，我又将这些要点编成了一首歌。这首歌的内容有的已经在前几章里讲过了，有的会在以后的章节中讲述。不管您能理解多少，总之，先把它背下来就好。

千万不要吸烟。

打造强韧血管（摄取蛋白质）。

不泡热水澡，不被冻感冒。

精神放松，适量饮酒。

食盐摄取要适量，多吃蔬菜才健康。

步行出门好，饭吃八分饱。

良好睡眠，畅快通便。

● 降血压之歌

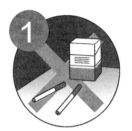

千万不要吸烟。

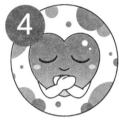

精神放松。

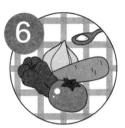

食盐摄取要适量，
多吃蔬菜才健康。

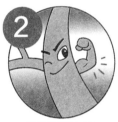

打造坚韧血管。

适量饮酒。

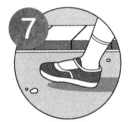

出门步行好，
饭吃八分饱。

不泡热水澡，
不被冻感冒。

良好睡眠，畅快通便。

这是我编的降血压之歌。
我将这些日常生活中预防、改善高血压病情的要点编成了这首歌。

排解压力

Q 排解压力对降血压有帮助吗？

A 有些高血压患者只要在医院中安静地坐一会儿，血压就会降下来。我认为，这和患者入院后能从日常生活和繁重的工作中解脱出来，精神能够得到放松有很大的关系。

来自日常生活中的压力如果一直得不到发泄，血压就会升高。现代生活中的压力是无可避免的，如果能成功地化解压力，就能一定程度地控制血压上升。

所以，要找到适合自己的排解压力的方法并积极地付诸实践。接下来，我会介绍几种排解压力的窍门，可以从中选取适合自己的方法。如有参考价值，可以试着做一下，把自己从生活的压力中解放出来。

● 排解压力

经常保持好心态。

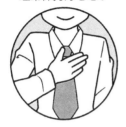

经常想些快乐的事。

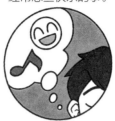

经常活动手脚，消除紧张感。

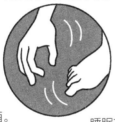

每天都做舒缓的深呼吸。

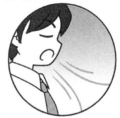

适量饮酒。

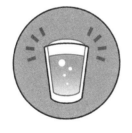

睡眠充足，作息规律。

养成步行的习惯。

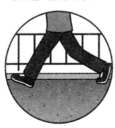

来自日常生活中的压力如果一直得不到发泄，血压就会升高。

找出适合自己的解压方法是非常重要的。

深呼吸

Q 放松就要深呼吸？

 一般来说，深呼吸可以消除人的紧张情绪。其实，深呼吸还能降血压。血压上升的原因之一就是交感神经紧张。大脑中，交感神经中枢和调节呼吸的呼吸中枢挨得很近，二者经常相互影响。因此，深呼吸可以缓解呼吸中枢的紧张感，并影响交感神经。所以当紧张感降低时，血压也会下降。

我经常建议前来就医的患者们做深呼吸。深呼吸后测得的血压值要比情绪紧张时测得的血压值低 30~40mmHg 左右。可见，深呼吸能降血压。

深呼吸不分场合和时间。如果在工作时感到压力很大，做个深呼吸就会立即感觉好了很多。

● 深呼吸

深呼吸不仅能缓解呼吸中枢的紧张感，还能影响交感神经，让紧张感与血压同时下降。

深呼吸后测得的血压值要比情绪紧张时测得的血压值低上 30~40mmHg 左右。

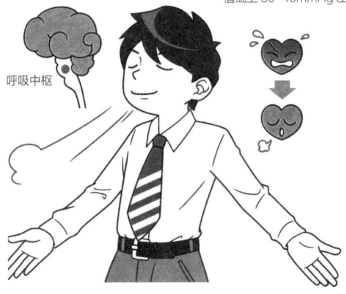

呼吸中枢

深呼吸可以降血压。感觉情绪紧张，血压升高时，就先做个深呼吸试一试。

腹式呼吸

 还有比深呼吸更好的降血压方法吗？

 比深呼吸更好的降血压方法是腹式呼吸。腹式呼吸的做法如下：

①平躺放松。手放胸前，呼气。

②一边默数 1、2、3、4 一边慢慢地用鼻吸气，让空气进入腹腔。

③再默数 5、6、7、8，慢慢地用口呼气，把腹内的空气排出体外。

④慢慢地重复②③动作。

起床后和睡觉前可先在被窝里做上 5 分钟的腹式呼吸，一定会起到很好的降血压效果。

● 腹式呼吸

①平躺放松。手放胸前，呼气。

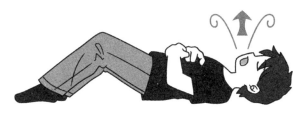

②一边默数1、2、3、4一边慢慢地用鼻
吸气，让空气进入腹腔。

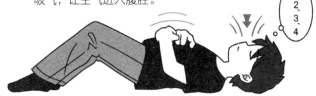

③默数5、6、7、8，慢慢地用口呼气，
把腹内的空气排出体外。

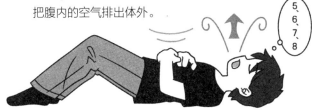

④慢慢地重复②③动作。

比深呼吸更好的降血压方法是腹式呼吸。起床后和睡
觉前可在被窝里做上5分钟的腹式呼吸。

森林浴·日光浴

Q 可以用森林浴和日光浴的方式来放松精神吗?

A 森林里的树木散发出来的"清香"可以让血压平稳下来。我们可以利用森林中树木散发出来的芬芳,刺激副交感神经,缓解紧张的情绪,这样就能让血压降下来。

因此,我向大家推荐森林浴,它可以舒缓紧张的情绪。但做森林浴之前一定要事先做好进山的准备。

也可以去附近的公园做森林浴。只要是有树的地方就能进行这种疗法。在树木繁茂的公园做深呼吸,对降血压有很好的效果。日光浴可以促进人体内的维生素和钙的吸收,起到扩张血管、降低血压的作用。

●森林浴·日光浴

森林浴

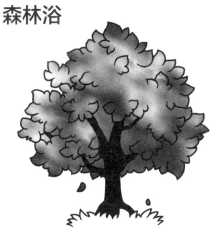

森林里的树木散发出来的"清香"能刺激副交感神经，缓解紧张的情绪，起到降血压的作用。

日光浴

日光浴可以促进人体内的维生素和钙的吸收，起到扩张血管，降低血压的作用。

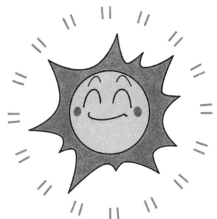

树木的芬芳具有让血压保持平稳的效果。可以去附近的公园做森林浴，顺便做个阳光浴。

声音疗法

Q 哪些声音能让人放松？

A 如果自主神经中的交感神经较为活跃，那么血压就会上升。相反，若副交感神经活跃，那么血压就会下降。让副交感神经活跃起来的办法有很多，听音乐就是一个好办法。

为了让血压保持稳定，日常生活中可以多听音乐。不用考虑曲风，只管去听自己喜欢的音乐就好。听音乐能够放松心情，降低血压。

此外，来自大自然的各种声音也有降血压的效果。海浪的声音，流水的声音，鸟儿的鸣叫声，这些声音都能让人放松心情。这些声音不仅能让血压、呼吸和心跳变得平稳，也会抑制不安和烦躁的情绪。

● 听声音

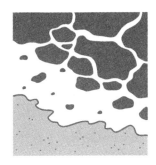

涛声

河水流声

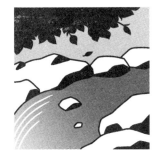

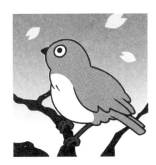

鸟鸣声

为使血压平稳，在生活中要常听音乐和来自大自然的声音。
听音乐不仅能放松心情，还能让血压降下来。

芳香疗法

Q 芳香疗法能让人放松精神吗?

A 芳香疗法是指将从植物中提炼出的香气用于保健、美容等的民间疗法。闻一闻植物散发出来的香气可以起到放松精神的作用。这种疗法听起来像是在做美容,一些欧美国家早就把这种疗法划入了医疗范畴。近年,越来越多的医疗机构也引入了这种疗法。

芳香疗法能让人放松精神是因为植物的芬芳可以刺激大脑,缓解身心的紧张,对安抚精神有很好的作用。紧张的身心若能得到缓解,当然对降血压也是有帮助的。

芳香疗法的受众者大多为女性。但工作压力大的男性也可以采用这种疗法缓解压力。你可以选出一种自己喜欢的香气,把它应用在每天的生活中。

● 芳疗

薰衣草

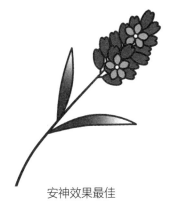

安神效果最佳

依兰

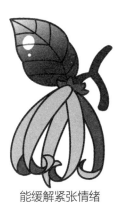

能缓解紧张情绪

檀香木

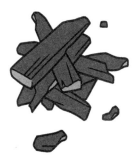

抚慰不安情绪

柑橘

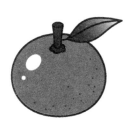

让心情变得清爽

这些都是芳香疗法中常用的植物。你可以找到适合自己的那款芳香，让它每天伴你左右。

色彩疗法

Q 有能让人放松心情的色彩吗？

A 血压的稳定与心情的好坏等心理状态有很大的关系。人在感到有压力时，血压当然也会上升。这时凝视某种色彩，也许就会改变你的心情。

从色彩心理学的角度来说，色彩有调节人心情的作用，它既能安抚人的精神，也能给人带来刺激，造成情绪上的紧张。其中，柔和色调的颜色能够令人平静下来。比如说，蓝色和绿色有抑制兴奋、安神的作用；粉色和米色能缓解紧张，安抚情绪；而红色和橙色能给人注入活力，使人血压上升。

由于色彩具有调节人心情的作用，为使血压保持平稳，购买灯、窗帘等家具时，可以选择那些能够让自己放松精神的色彩来装点房间。

● 用色彩放松精神

蓝色

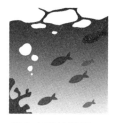

具有安神的效果

绿色

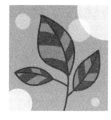

令人心平气和

茶色

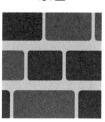

带给人安全感

米色

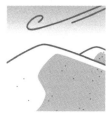

能够缓解紧张的情绪

粉色

可以安抚人的情绪

红色等原色会给视觉造成强烈的刺激，是无法让人放松下来的。

橙色也会影响人的心情，使人看了血压上升。

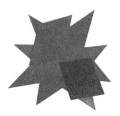

为了使血压保持平稳，可以把带有能够让自己放松精神的彩色用品带在身边。

睡眠①

Q 优质睡眠与血压升降有关系吗？

A 优质睡眠是预防、改善高血压的良方。

睡眠时，人脑的副交感神经就会接替交感神经，开始夜间的工作。于是，在心跳减慢、血管扩张的同时，血压也会下降。另外，睡眠时释放出来的激素还有修复受损血管的功效。

相反，不良睡姿引起的睡眠不足，会给血压带来很坏的影响。失眠会使人烦躁不安、倍感压力，而且交感神经的活跃会使血压上升。如果血管不能得到修复，还会导致动脉硬化。据有关报告的数据显示，睡眠不足 5 个小时的人，其高血压的发病率是睡眠时间为 7~8 个小时的人的 2 倍以上。请大家每晚至少保证 6 个小时的睡眠时间。越是血压状况不好的人，就越要保证充足的睡眠时间。

● 优质睡眠

睡眠不足会给血压带来很坏的影响。失眠会使人烦躁不安，血压上升。

血管不能得到修复，还会导致动脉硬化。

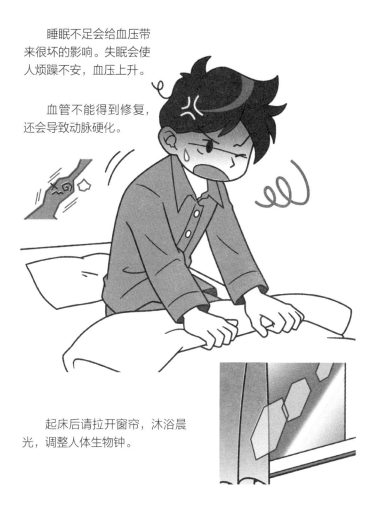

起床后请拉开窗帘，沐浴晨光，调整人体生物钟。

优质睡眠是预防、改善高血压的良方。请大家每晚至少保证6个小时的睡眠时间。

睡眠②

Q 怎样才能获得优质睡眠？

 要想睡个好觉，可以参考下列提示：

咖啡、茶、可乐等饮料中含有刺激神经的咖啡因，使人处于兴奋状态难以入睡。因此，睡前不要喝这些饮料。提升睡眠质量可以喝一杯安神的热牛奶或洋甘菊茶等饮品。

就寝前的 1~2 个小时内应关掉电脑和电视。睡前看电视、玩电脑会让人处于轻度兴奋状态而无从入睡。

轻松愉快的心情有助于睡眠。可以去泡个温水澡，听听放松精神的音乐。

卧室要隔光隔音。睡眠时，光线和声音都会影响睡眠质量，致使血压升高。所以，良好的卧室环境也是优质睡眠的必要条件。

● 怎样才能获得优质睡眠

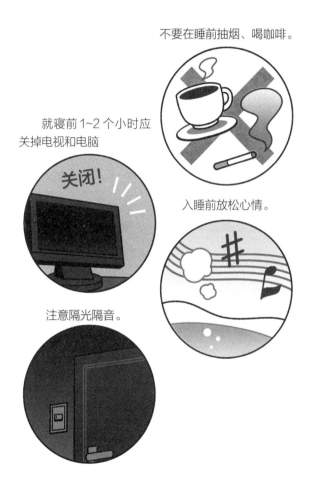

不要在睡前抽烟、喝咖啡。

就寝前1~2个小时应关掉电视和电脑

入睡前放松心情。

注意隔光隔音。

请根据上述要点为优质睡眠做好准备工作。

睡眠③

Q 午睡也能降血压吗？

A 午睡也有降血压的作用。以舒适的姿势平躺下来，1~5 分钟之后，血压就会下降；30 分钟之后，血压会下降 15~20mmHg 左右。

与站立时不同，人体在平躺时输送到上半身的血流量会增多，血管会因此扩张，血压就会下降。此外，平躺时流向肾脏的血流量会增多，这也是促使血压下降的一个原因。不过，平躺时身心会得到放松，紧张情绪随之得到缓解，这才是血压下降的根本原因。

现在，越来越多的公司为了提升工作效率，给员工们留出了午休时间。15~30 分钟的午睡的确是降血压的有效方法，但午睡时间不宜过长，否则会让人在夜里失眠的。

●午睡

午睡与夜晚的睡眠一样，都可以舒缓血管，起到降血压的作用。

入睡前想想开心的事就会得到更好的放松。

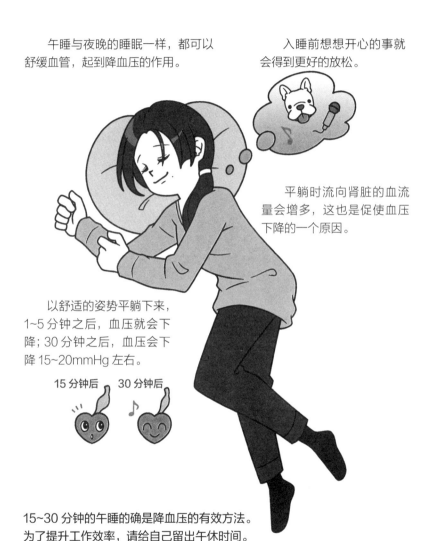

平躺时流向肾脏的血流量会增多，这也是促使血压下降的一个原因。

以舒适的姿势平躺下来，1~5分钟之后，血压就会下降；30分钟之后，血压会下降15~20mmHg左右。

15分钟后　　30分钟后

15~30分钟的午睡的确是降血压的有效方法。为了提升工作效率，请给自己留出午休时间。

自律训练法①

Q 什么叫自律训练法？

 自律训练法其实就是一种自我催眠疗法，即自己给自己实施的催眠术。德国精神科医生把这套在 60~70 年前创建的治疗方法开发成了提高身心健康、防治神经疾病的治疗方法，并投入到临床应用。我觉得这种疗法在缓解压力、放松身心等方面有显著的疗效，可以用它来医治高血压。高血压患者如果每天都能实施这种疗法，3 个月后 180mmHg 的血压值就会恢复到正常值。

为了提升自律训练法的效果，必须要具备坚强的意志力。一旦启用这种方法，应坚持每天做 3 次，连续做上 3 个月。适应之后，每天只要挤出一点时间去操作就可以了。具体的方法我会在下一节为你介绍。

● 自律训练法的方法

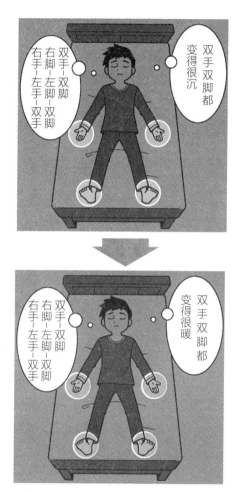

上述两步分别连续做上 3~5 分钟，做 1~2 次。

自律训练法在缓解压力、放松身心等方面都有显著的疗效。请参考图片，并结合下一节的具体做法加以练习。

自律训练法②

Q 自律训练法的具体操作方法是什么？

A 准备工作：换上宽松的衣服，放松精神，平躺或坐下。

①心中默念"放松、放松"，直到精神真的放松下来为止。不要强迫自己放松，要耐心地等待让自己真的放松下来。

② 想"我的双手双脚都很沉"，按"右手－左手－双手，右脚－左脚－双脚，双手－双脚"的顺序，集中精神进行催眠。在3~5分钟之内，催眠2次。

③ 想"我的双手双脚都很暖"，按"右手－左手－双手，右脚－左脚－双脚，双手－双脚"的顺序，集中精神进行催眠。在3~5分钟之内，催眠2次。

消除动作：由于训练时人体处于被催眠状态，要等这种状态结束后才能停止练习。

①双手做握拳再伸开的动作，做4~5次。②双臂做4~5次的屈伸动作。③边伸腰边做2~3次深呼吸。④最后睁开眼睛

● 自律训练法——消除动作

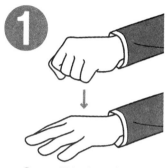

①双手做握拳再伸开的动作，做 4~5 次。

②双臂做 4~5 次的屈伸动作。

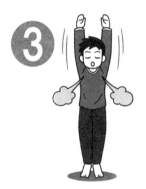

③边伸腰边做 2~3 次深呼吸。

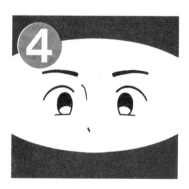

④最后睁开眼睛

自律训练法就是自我催眠疗法。

由于训练时人体处于被催眠状态，要等这种状态结束后才能停止练习。

吸烟

Q 吸烟对血压有影响吗？

A 吸烟并不是导致高血压的直接原因，但吸烟会使血管收缩，间接引起血压上升。让血压升高的原因是烟草中的 2 种成分，即尼古丁和一氧化碳。尼古丁能刺激交感神经，令其分泌出导致血压升高的物质，从而引起血管收缩、血压上升。而一氧化碳进入人体后会降低血液中的含氧量，使人处于轻度缺氧的状态。由于心脏要为全身输氧，这样一来，心跳速度就会加快，血压就会随之升高。

吸一支烟能让血压上升 10~20mmHg，并使该状态持续 15 分钟以上。如果一天内吸 20 支烟，那么血压在一天里都会处于升高不下的状态。可以说吸烟真的是有百害而无一利。吸烟的人想要治疗高血压，首先就要把烟戒掉。

● 吸烟的危害

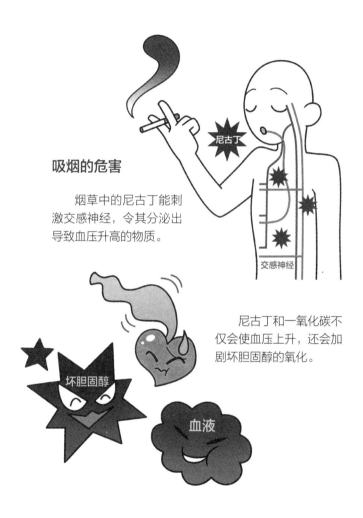

吸烟的危害

烟草中的尼古丁能刺激交感神经，令其分泌出导致血压升高的物质。

尼古丁和一氧化碳不仅会使血压上升，还会加剧坏胆固醇的氧化。

吸烟会使血管收缩，血压上升。
吸烟的人想要治疗高血压，首先就要把烟戒掉。

菠菜是富含钾元素的绿叶蔬菜。除了钾，菠菜中还含有大量的 $\beta-$ 胡萝卜素。这次为您介绍的是用豆腐代替肉馅制作的好吃又健康的蛋卷。

菠菜豆腐蛋卷

● 食材

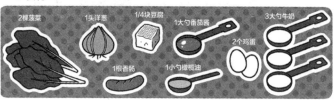

2棵菠菜　1头洋葱　1/4块豆腐　1大勺番茄酱　3大勺牛奶　2个鸡蛋　1根香肠　1小勺橄榄油

● 制作方法

①把小平底锅中的橄榄油烧开，先炒洋葱丝和香肠片。

②洋葱炒熟后，把切成长约 3cm 的菠菜和长约 2cm 的豆腐丁放入锅中，继续炒。

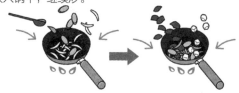

③把牛奶和鸡蛋在大碗中搅拌均匀后，倒入锅中，与锅里的菜搅拌在一起，鸡蛋的两面都要煎熟。

④盛盘，浇上少许番茄酱。

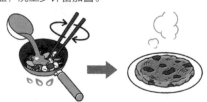

第4章

预防血压飙升的建议

血压飙升是非常危险的。血压突然升高可能会引发脑出血和心肌梗死。本章会为你具体介绍血压会在什么情况下骤然升高，并提供预防血压升高的建议。

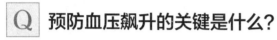

温度骤变

Q 预防血压飙升的关键是什么?

A 是骤变的温度。以前为了研究这个问题,我还特地做过实验。当时,我穿了件衬衫,从室温为 25℃的房间进入室温为 5℃的冷藏室。结果,我的血压瞬间从正常值上升到了 160mmHg。不过,那之后我又在冷藏室里待了 30 分钟,虽然里边很冷,但我的血压却降下去了。可能是我适应了吧。人如果在瞬间感到寒冷,血压就会飙升,适应之后,血压就会降下来。虽然还没有人把它总结为规律,但这却是我经过反复实践后得出的结论。

处于低温的环境中肯定是危险的,但比这更危险的是让身体突然着凉。我们在浴室、换衣间和卫生间等场所都有在瞬间感到很冷的体验。为了避免血压飙升,一定要注意这个问题。

● 温度骤变

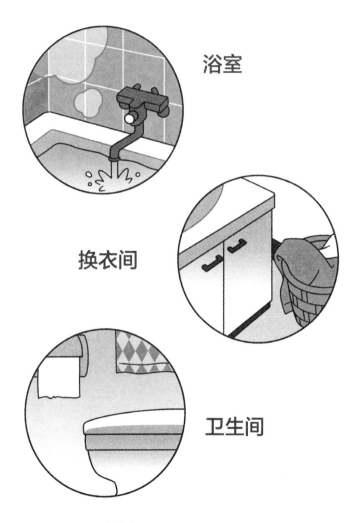

浴室

换衣间

卫生间

骤变的温度会给血压带来很大的影响。为了避免血压飙升，一定要注意温度变化。

颈部保温

Q 如何在寒冷的季节让血压保持稳定？

A 想在天冷时保持血压稳定，就要注意颈部保暖。

人体上下对冷空气最敏感的部位是颈部。颈部如果着凉，那么浑身都会感觉到冷，血管就会收缩。动脉与静脉的收缩会使末梢血管中的血流不畅，于是人就会手脚冰冷，血压上升。而颈部对冷空气最为敏感的部位在脖颈处。

因此，天冷出门前，为自己加一条保温用的围脖是非常必要的。此外，还要戴上手套、帽子和口罩等各种防寒设备。

最好先在家里把围脖围一会儿再出门，这样会让围脖更好地起到保温作用，有助于改善末梢血管中血流的状态。这样做比感到冷时再围围脖的效果要好。

● 颈部保温

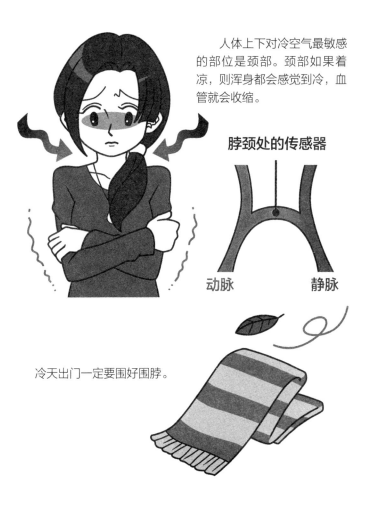

人体上下对冷空气最敏感的部位是颈部。颈部如果着凉，则浑身都会感觉到冷，血管就会收缩。

脖颈处的传感器

动脉   静脉

冷天出门一定要围好围脖。

　　人体上下对冷空气最敏感的部位是颈部。在天冷时维持血压的稳定，就要注意颈部保暖。

室内保温

Q 从外边回到家也会突发高血压吗？

A 冬季外出时，要做好以颈部保暖为中心的防寒工作，这是预防高血压发病的重中之重。但奇怪的是，有些人从外边回到家，也有突发脑卒中的情况。

很多人一进家门就会先脱去外套，可这种做法是错误的。空无一人的房间是很冷的，而人一旦感到冷，血压就会升高。曾有一名40岁的男子回家后马上脱去了外套，结果血压上升引发了脑卒中。直到今天，他依然有麻痹等后遗症。因此，大家从外边回家后不要马上就脱去外套，要等房间的温度升高之后再脱去衣服。可见室内温度的调节对防治高血压也是非常重要的。

●不要在室温低的房间内马上脱去衣服

空无一人的房间是很冷的。

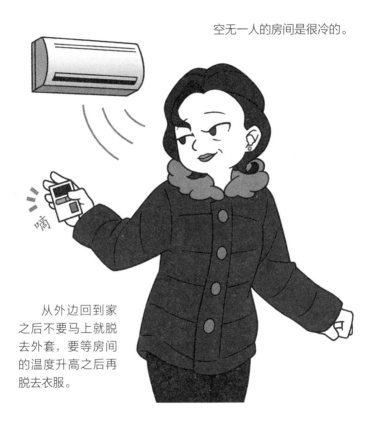

从外边回到家
之后不要马上就脱
去外套，要等房间
的温度升高之后再
脱去衣服。

空无一人的房间是很冷的，回到这样的房间时不
要进门就立即脱去外套，要等室内温度升高之后再脱
去外套。

沾凉水和吹空调时的注意事项

Q 吹冷气、沾凉水也会让血压上升吗？

A 即使是手脚沾到凉水，血压也会升高。大家可能以为只是洗衣做饭时手上碰到一点凉水而已，应该不会对血压有什么影响吧，实则不然。即便是那点凉水也能让血压升高。特别是冬天的冷水，能让人的血压上升约 20~30mmHg。这种情况下，高血压患者在做接触水的工作时，就一定要使用温水，戴上橡胶手套，穿上胶皮靴子。

夏天，从炎热的户外进入空调房，这种一冷一热的变化也会对血压造成不好的影响。其实，我的患者中也有从炎热的室外进入冷风阵阵的大商场后病发倒地的。夏季预防高血压发病一定要做好在空调房内的保温措施。首先要调节空调房的温度，不要把温度调得太低。如果不能调节室温，就要披一件外套御寒，注意保暖。

● 沾凉水、吹空调

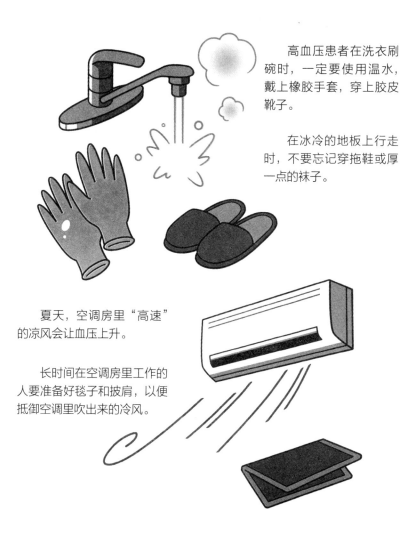

高血压患者在洗衣刷碗时，一定要使用温水，戴上橡胶手套，穿上胶皮靴子。

在冰冷的地板上行走时，不要忘记穿拖鞋或厚一点的袜子。

夏天，空调房里"高速"的凉风会让血压上升。

长时间在空调房里工作的人要准备好毯子和披肩，以便抵御空调里吹出来的冷风。

在手脚沾到凉水时，血压也会升高。夏天进入空调房吹冷风，也会给血压造成不良影响。

卫生间①

Q 为什么脑卒中和心肌梗死多在冬季发病?

A 血压对温度的变化是十分敏感的。冬季的严寒会致使血压飙升,这会直接引发脑卒中和心肌梗死。

日本冬季的卫生间特别容易让人血压升高,这和日本的房屋设计有关,是日本独有的现象。日本房间的特点是起居室温度高,卫生间温度低,这样的温差容易引起血压飙升。从温暖的起居室去冰冷的卫生间解手,身体会因为承受不住瞬间的寒冷而血压飙升。夜间,从热乎乎的被窝爬起来去冰冷的卫生间起夜,是极其危险的事。

要注意卫生间的防寒。可以在卫生间设置个电暖气,再准备一件外衣。高血压患者一定要随时给自己准备一件外衣。如果可以的话,也可以在冬季的卧室开设一个临时的卧室卫生间。

卫生间防寒措施

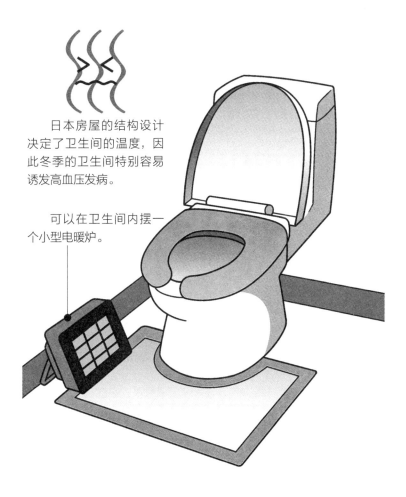

日本房屋的结构设计决定了卫生间的温度，因此冬季的卫生间特别容易诱发高血压发病。

可以在卫生间内摆一个小型电暖炉。

日本冬季的卫生间是脑卒中和心肌梗死的多发地。温暖的起居室与冰冷的卫生间之间的温差很大，会使血压急速上升。

卫生间②

Q 便秘和腹泻也会影响血压吗？

A 血压正常的人在排便时，血压值也会上升 40~50mmHg。因此，高血压患者若用力排便，则会有发病的可能。据我所知，在排便时，平时吃降压药、血压稳定的高血压患者的血压也会突然升高。

人一旦便秘，堆积在大肠内的粪便就会压迫腹部，致使血压升高。加之排便时持续用力，血压就会升得更高。对高血压患者来说，便秘会增加脑卒中和心脏病的发病率。

此外，腹泻也会使血压上升。总之，排便通畅对保持血压的稳定是很重要的。为此，平时应多吃一些富含膳食纤维的蔬菜和藻类食品，多喝水，养成定时排便的生活习惯。

● 通便

对高血压患者来说，便秘会诱发脑卒中和心脏病的发病率。

不仅是便秘，腹泻也会使血压上升。

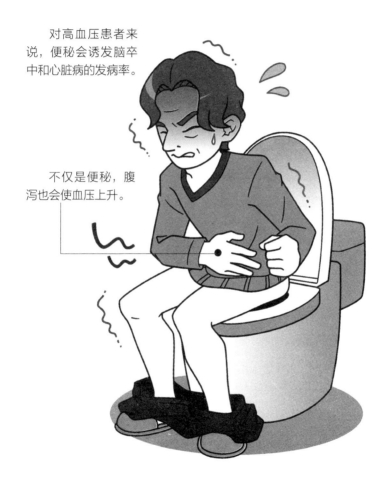

　　为了保证排便通畅，平时应多吃一些富含膳食纤维的蔬菜和藻类食品，多喝水，养成定时排便的生活习惯。

卫生间③

Q 站着小便的男性有血压骤降的风险吗？

 男性比女性更容易积蓄尿液，所以也比女性更能"憋尿"。但憋尿会让膀胱变大，导致血压上升，排尿之后，血压会骤然下降，而男性会因为突然间的血压下降而失去意识。这种现象叫"尿晕症"。

为避免此类情况出现，男性不要憋尿，感到有尿意要立即去厕所。因为站着排尿会增加腹压，使血压上升。所以男性应该用坐便解手，坐下来排尿。

另外，尿晕症多在夜间发生，为此应减少起夜次数。睡觉前尽量少喝水，睡觉时应注意保暖。

● 尿晕症

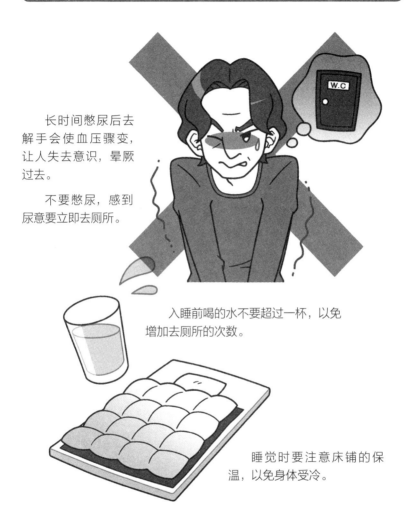

长时间憋尿后去解手会使血压骤变，让人失去意识，晕厥过去。

不要憋尿，感到尿意要立即去厕所。

入睡前喝的水不要超过一杯，以免增加去厕所的次数。

睡觉时要注意床铺的保温，以免身体受冷。

男性在排尿后会出现失去意识的现象，这种现象叫"尿晕症"。为避免此类现象的发生，应减少起夜次数。

浴室①

 浴室中有哪些注意事项?

 高血压患者大多会在卫生间和浴室病发倒地。这两个地方是高血压患者要特别注意的场所。

洗澡时,如果换衣间或浴室的温度低,会使血压飙升。可以提前打开换衣间和浴室的空调,提升房间的温度,使其与起居室的温度不要相差过于悬殊;还可以在换衣间准备一个小电炉或电热器,浴缸上要盖好盖子,保留住洗澡水的热气。

冬季时,温暖的起居室、寒冷的换衣间、浴室、温热的洗澡水,各种温差都会让血压产生大幅度的变化,应尽量缩小各处温差,防止血压骤变。

● 入浴的注意事项①

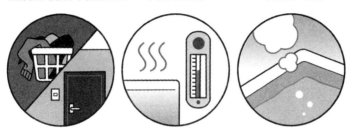

| 起居室与换衣间的温差 | 洗澡水温度 | 洗澡水水量 |

高血压患者入浴时需注意"起居室与换衣间的温差""洗澡水温度""洗澡水水量"。

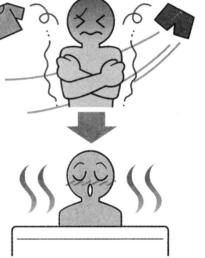

在温度低的换衣间脱衣服时，血管会因为感到寒冷而收缩，从而引起血压上升。

泡进热气腾腾的浴缸后，血压会继续上升，直到适应水温后，血压才会降下来。

短时间内血压的骤然升降是泡澡的最危险之处。

换衣间或浴室的温度低，会使血压飙升。应提前打开换衣间和浴室的空调，提升房间的温度。

浴室②

Q 高血压患者不宜泡热水澡，这是真的吗？

A 高血压患者如果泡热水澡，血压就会升得更高。最好不要用42度以上的热水泡澡，因为这会使血压上升约50mmHg左右。要根据季节调节水温，冬季洗澡水的温度要控制在40度，夏季以38度为宜。尽量在温度稍低一点的澡盆里泡澡，这种水温虽然差强人意，但可以通过提高浴室的温度来改变整体温度。这样一来，泡澡时给人的感觉就好多了。其实，冬季的泡澡水温也应该控制在38度左右，但38度会让人觉得有点凉，所以才把水温设置成了40度。如果40度的水温还是让你觉得有点冷，那就把水温再稍调热一点点。

此外，还应注意浴缸里的水量。浴缸里的水若是没过了肩膀，那么水压就会给心脏带来负担，血压也会随之升高。高血压患者在泡澡时，浴缸里的水只需没过上身就可以了，这样也能充分体验到泡澡的乐趣。

入浴的注意事项②

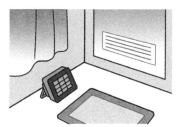

换衣间内应放置一台小型的电热器或电热炉，让房间内的温度保持在 20~25 度左右。

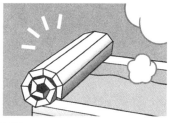

事先应用盖子把浴缸盖住，以免热气散发。

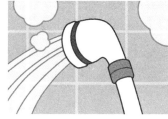

用淋浴器的喷头淋湿浴室的墙壁。

洗澡水过热会导致血压上升。冬季洗澡水的温度要控制在 40 度，夏季以 38 度为宜。

让浴缸里的水没过上身就可以了。

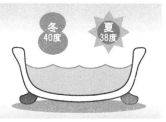

高血压患者泡热水澡时，注意水温（最好不要超过 42 度）和水量。高血压患者在浴缸里泡澡时，让水刚没过上身就可以了，这样也能充分体验到泡澡的乐趣。

浴室③

Q 泡澡时还有其他的注意事项吗？

 我在前文讲述了泡澡时的注意事项，比如室温与换衣间的温差，泡澡水的温度与水量。除此之外还有一些需要注意的问题。

首先，泡澡时间不宜过长。长时间泡澡也会导致血压上升。泡5分钟就从浴缸里出来一次，这样进进出出2~3次即可。进出浴缸时的动作要慢，如果猛地从浴缸里站起来，这样急速的动作必然会影响血压的升降。所以，在浴室里一定要注意控制起身的速度。

泡澡时应及时补水。泡澡会出很多汗，这会使体内水分流失过多，于是血流就会不通畅，血压也会随之上升。

酒后不要泡澡。人在喝酒后会处于血压低下的状态，此时洗澡会使血压产生很大的变动。酒后泡澡是非常危险的事，请慎重而行。

入浴的注意事项③

要多多补水

入浴前后都要补水，以免血液变得黏稠。

严禁酒后入浴

饮酒后至少在2小时内都不要泡澡。

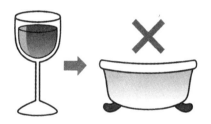

慢起慢坐

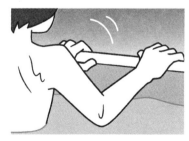

如果猛地从浴缸里站起来，这样急速的动作必然会影响血压的升降，所以在浴室里一定要注意控制起身的速度。

泡澡时要注意以上要点。

早晨的"黑暗三小时"

Q 血压的危险时间段是早晨吗？

A 早上 6：00~9：00 是血压急速上升的时间段，这段时间被称为"黑暗三小时"，是高血压患者需特别注意的时间带。当然这指的是短时间内血压上升，而不是说血压持续不断地升高的现象。但对于高血压患者来说，哪怕只是短时间的血压上升也会增加脑出血、脑卒中以及心肌梗死等急症的发病率。

若起床太急，交感神经就会立即兴奋起来，脉搏跳动的速度也会加快，这会使血压急速上升。冬季的早晨起床时，高血压患者一定要多加小心。对付黑暗三小时的方法是，睡醒后先在被子里活动一下肢体，等身体适应后再慢慢地起来。

● 早晨的 "黑暗三小时"

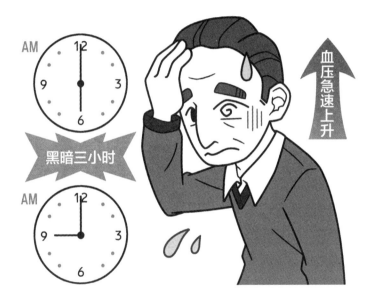

早上 6：00~9：00 是血压急速上升的时间段，这段时间被称为 "黑暗三小时"，是高血压患者需特别注意的时间段。

煲电话粥

Q 长时间打电话能让人血压上升？

 我已经举出了很多由于寒冷和紧张引起的血压升高的例子了。我还发现煲电话粥的行为也能导致血压上升。在看不见对方的状态下说话，血压是会上升的。因此，千万别和人在电话里吵架。吵架时，双方的情绪都非常激动，这会使血压不断地上升。

有位女士在电话里与女儿长时间争吵，结果她在打电话时的血压就不断地升高，最后诱发脑出血倒地。我也用血压计测量过，在跟朋友煲电话粥之后，我的血压真的升高了。

这种现象暂时还没有一个很合理的解释。因此，煲电话粥和血压的关系似乎只有我的这本书里才有提到。

煲电话粥和血压的关系

长时间打电话也会让血压
升高，这是个不为人知的秘密。

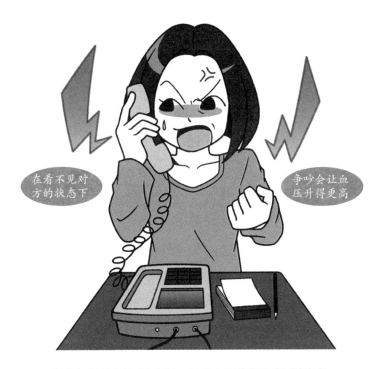

有人在电话里和对方争吵，结果血压升高导致了脑出血。

煲电话粥会让血压升高。若在电话里
与人争吵，血压就会升得更高。

苹果不仅富含钾，还有丰富的膳食纤维。这次为您介绍用南瓜（富含膳食纤维、钾、维生素 E）与扁桃仁（富含维生素 E）调制的美味沙拉！

苹果南瓜沙拉

● 食材

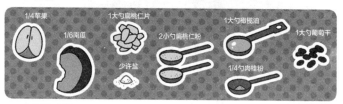

1/4苹果　1/6南瓜　1大勺扁桃仁片　2小勺扁桃仁粉　1大勺橄榄油　1大勺葡萄干　少许盐　1/4勺肉桂粉

● 制作方法

①把南瓜切成便于入口的小块，用微波炉转一下使其变软，再放到锅里煮一下。把煮熟的南瓜捞出来，与 5mm 厚的苹果片搅拌在一起。

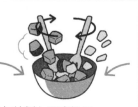

②把扁桃仁片倒入平底锅里炒成棕黄色。

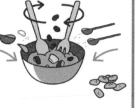

③把①中所有的食材、葡萄干、扁桃仁粉都盛入大碗里，放入盐、肉桂粉、橄榄油搅拌，盛盘之后再把②中的扁桃仁片撒上去。

第 **5** 章

高血压相关知识的巩固与强化

经过前几章的学习，想必大家已经知道了预防高血压的一些基本知识。本章将助你巩固与强化学到的知识，提高对高血压的认识。

什么叫血压

Q 血压的定义是什么？

 心脏不断地跳动才能把血液经动脉输送至身体各处。如果把心脏比作输送血液的泵，血管就是输送血液的管道，心脏在跳动时施加给血管的压力就是血压。为了让血管里的血液能够到达人体各处，心脏就要不断地跳动，并不断地给血管施加压力。这种血管要一直承受由心脏跳动所带来的压力就是血压。

测量血压时有高压和低压之分。那么高压和低压又是什么意思？心室只有在收缩时才能有足够的力量把血液输送出去，此时血管承受的压力也达到了最高值，这个血压值就被称为高压（收缩压）。反之，心室舒张，动脉血管弹性回缩，血液仍缓缓地流动，但血压下降，此时的压力则称为低压（舒张压）。

● **温度骤变**

高压（收缩压）

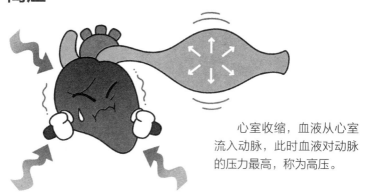

心室收缩，血液从心室流入动脉，此时血液对动脉的压力最高，称为高压。

低压（舒张压）

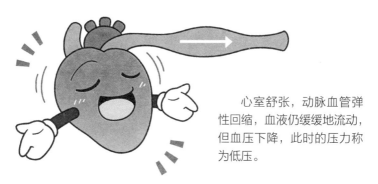

心室舒张，动脉血管弹性回缩，血液仍缓缓地流动，但血压下降，此时的压力称为低压。

由心脏跳动给血管带来的压力就是血压。血管承受的压力最大值被称为高压，最小值被称为低压。

什么叫高血压

Q 高血压患者的血压处于怎样的状态？

A 2004 年，高血压被定义为高压超过 140mmHg，低压超过 90mmHg 的血压状态。在此之前的标准是高压超过 160mmHg，低压超过 95mmHg 的血压状态。可见，人们对高血压的界定日趋严格。此外，高血压还被划分为三个等级，即：高血压 1 期（轻度高血压）、高血压 2 期（中度高血压）、高血压 3 期（重度高血压）。

据不完全统计，目前日本的高血压患者约有 4 千万人，这相当于每 3 个人里就有 1 个人是高血压患者。从患者的年龄分布来看，40~50 岁的人群中，每 3 个人里就有 1 个人是高血压患者，60 岁以上的人群中，每 2 个人就有 1 个人是高血压患者。

当然，也有非常理想的血压状态，即高压不超过 120mmHg，低压不超过 80mmHg，这是血管负荷压力理想的血压状态。

什么叫高血压

成年人血压值分类

级别	高压 mmHg		低压 mmHg
理想血压	≤120	和	≤80
正常血压	≤130	和	≤85
正常高值血压	130~139	和	85~89
高血压Ⅰ期	140~159	或	90~99
高血压Ⅱ期	160~179	或	100~109
高血压Ⅲ期	≥180	或	≥110
单纯收缩期高血压	≥140	或	≤90

上述数据出自日本高血压学会"高血压治疗方针"

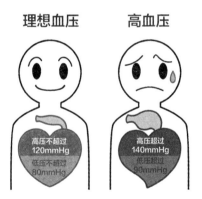

理想血压为高压不超过 120mmHg、低压不超过 80mmHg。
而高压超过 140mmHg、低压超过 90mmHg 即被视为高血压。

变化的血压

Q 血压总是在升降变化着的吗？

A 大多数人都在去医院门诊或通过短期综合体检时测量过自己的血压，但此时测得的血压值即便是正常的，却也未必是可信的，因为 1 次结果并不能作为判断血压是否正常的依据。

血压每时每刻都有升降，这是血压的日常变化。血压的变化受自主神经控制。白天，人体受交感神经控制，进行各种活动；夜间，副交感神经接替交感神经继续工作，人们会处于相对放松的状态。因此，人们白天血压高，夜间血压低。

另外，血压在人进食后、运动后以及排泄时都会出现短时间上升的现象，兴奋、紧张等情绪和急剧的气温变化也会引起血压的变化。

因此，偶尔 1 次测得的血压结果并不能确定血压是否正常。

变化的血压

血压总在升升降降

因为血压每时每刻都在发生变化，所以仅凭一次测量结果并不能确定血压是否正常。

1天之内的血压变化是有规律的，这是血压的日常变化。

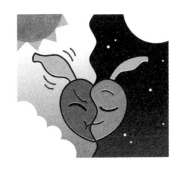

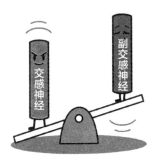

血压的变化受自主神经控制。自主神经分为交感神经和副交感神经，两者交替工作，保持着人体血压的平衡。

由于血压时时刻刻都在变化，所以偶尔1次测得的血压结果并不能判断血压是否正常。

血压变化的原因①

Q **血压为什么会有升降变化?**

A 上一节中讲到,血压每时每刻都在发生着变化。那么,引起血压变化的原因又是什么呢?

引起血压变化的原因有 5 个,即心输出量、末梢血管阻力、循环血液量、血液黏稠度及大动脉的弹性。

接下来我会为你详细介绍这 5 个原因。这里先为你介绍其中对血压造成影响的两大原因:心输出量(心脏输送出来的血液量)与末梢血管阻力(血液在血管中流动时遇到的阻力)。只要这两项的功能正常,那么血压就没问题;反之,就会出现高血压的症状。也就是说,心输出量和末梢血管阻力是决定血压高低的关键。

● 心输出量和末梢血管阻力

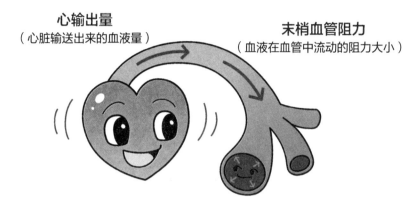

心输出量
（心脏输送出来的血液量）

末梢血管阻力
（血液在血管中流动的阻力大小）

血压的变化由心输出量和末梢血管阻力决定。
只要这两项的功能正常，那么血压就没问题。

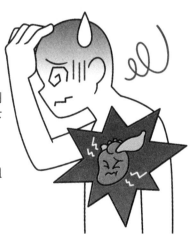

若这两项功能失衡，则血压就会一直处于居高不下的状态，导致高血压。

心输出量和末梢血管阻力是决定血压高低的关键。

血压变化的原因②

Q 促使血压发生变化的5个原因都是什么？

 本节将为您介绍影响血压变化的 5 个原因。

●心输出量：心脏在 1 分钟内收缩时输送出去的血液总量。心脏用力收缩时，输送出去的血液量就会增加，血压也会随之升高。

● 末梢血管阻力：血液在末梢血管流动时受到的阻力。血流运行若是不顺畅，那么心脏就需要耗费更大的力气才能把血液输送出去，所以血压就会升高。

● 循环血液量：体内血液量多那么血管承受的压力就大，血压就会升高。相反，受伤流血时，体内血液量就会减少，血压也会降低。

● 血液黏稠度：血液如果变得很黏稠，在细小的血管中流动时，所受阻力就会增大。此时，为了让血液正常流动，心脏在输送血液时产生的压力就会造成血压上升。

● 大动脉的弹性：动脉若出现硬化情况，血液在流动时就会受到阻力，于是血压也会随之上升。

● 5 项引发血压变化的原因

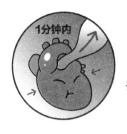

心输出量

心脏在 1 分钟内收缩时输送出去的血液总量。

末梢血管阻力

血液在末梢血管流动时受到的阻力。血流若不顺畅，则心脏就需要耗费更大的力气才能把血液输送出去，所以血压就会升高。

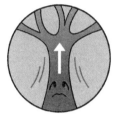

循环血液量

体内血液量多则血管承受的压力就大，血压就会升高。相反，受伤流血时，体内血液量就会减少，血压也会降低。

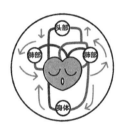

血液黏稠度

血液如果变得很黏稠，在细小的血管中流动时，所受阻力就会增大。此时，为了让血液正常流动，心脏在输送血液时产生的压力就会造成血压上升。

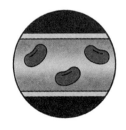

大动脉的弹性

动脉若出现硬化情况，血液在流动时就会受到阻力，于是血压也会随之上升。

血压升高的诱因①

 诱发血压升高的原因是什么？

 如前所述，心输出量和末梢血管阻力的增加会使血压上升。本节将对这一问题做出详细说明。

心输出量（1分钟内心脏的输血总量）会随着心脏收缩而加大，并随着心跳数的增多而增加。心输出量的增加和血管内循环的血液量有直接关系，因此一定会引起血压上升。

此外，影响血流循环顺畅的末梢血管阻力一旦增大，血压也会升得更高。我们都知道动脉硬化会引发高血压，这是由于血管内壁变窄，血流阻力增大，所以血压会升高。

而诱发心输出量和末梢血管阻力失衡的原因之一就是食盐摄取过量。

● 心输出量和末梢血管阻力的增大

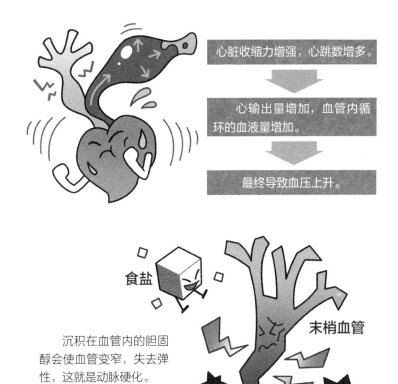

心脏收缩力增强，心跳数增多。

↓

心输出量增加，血管内循环的血液量增加。

↓

最终导致血压上升。

食盐

沉积在血管内的胆固醇会使血管变窄，失去弹性，这就是动脉硬化。

末梢血管

胆固醇

诱发心输出量和末梢血管阻力失衡的原因之一就是食盐摄取过量。

血压升高的诱因②

Q 食盐中的钠也是诱发血压升高的原因吗？

A 盐是人体必需的。但食盐摄取过量，血液中的钠含量就会增加，肾脏会二次吸收水分而调整矿物质的平衡。因此，人在吃了很咸的东西之后，就会因为口渴而急需饮水。而饮水后体内的水分会增加，便会导致人体血管内的血流量增加。如此，心脏输送的血液量即心输出量一旦增加，那么血压就会上升。

此外，钠还能渗入血管壁，不仅可引起血管收缩，影响血液运行；还会使末梢血管阻力增大，导致血压上升。

总之，食盐摄取过量会对心输出量和末梢血管阻力造成不利影响，从而引发血压上升。因此，食盐摄取过量被视为高血压的罪魁祸首。

● 食盐摄取量

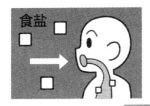

食盐摄取过量，血液中钠的含量就会增多。

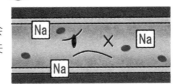

血液中钠含量过多会使人体细胞内的矿物质失去平衡。

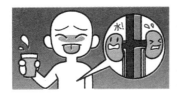

肾脏会二次吸收水分而调整矿物质的平衡。

人在吃了很咸的东西之后，就会因为口渴而急需饮水。

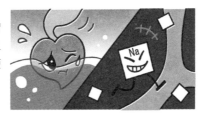

体内的水分增加会导致血管内血液量的增加，致使血压上升。

食盐摄取过量会对心输出量和末梢血管阻力造成不利影响，最终导致血压上升。

血压上升的诱因 ③

Q 还有哪些原因能引起血压上升？

A 我在前边说过，引发血压上升的原因有心输出量、末梢血管阻力以及食盐摄取过量。此外，控制血压的自主神经也会出于某些原因影响血压的变动。

自主神经包括交感神经和副交感神经。交感神经会刺激激素的分泌，为人体的各项活动注入活力，同时促使血压上升；而副交感神经则会让人处于安静的状态，使血压降低，二者交替工作才能让血压保持平衡。自主神经一旦受到影响就会失去平衡，调节血压的功能就会随之下降，血压也会变得极其不稳定。

外界压力也会给自主神经造成影响。压力得不到释放，是自主神经失衡的最大原因。

● 自主神经的问题

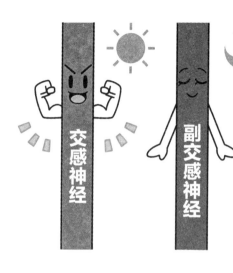

自主神经包括交感神经和副交感神经。

交感神经会使人处于兴奋状态，促使血压上升。而副交感神经则会让人处于安静的状态，使血压降低。二者交替工作才能让血压保持平衡。

外界压力也会给自主神经造成影响。压力得不到释放，是自主神经失衡的最大原因。

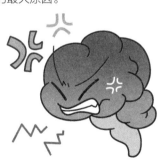

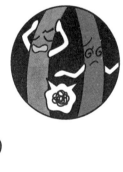

自主神经出问题也是致使血压升高的原因。外界的压力会使自主神经失去平衡。

升高血压的物质

Q 还有哪些物质会使血压升高?

A 在高血压防治过程中,某些物质在摄入时务必多加注意。吃进腹中的食物在经由分解后,所形成的物质会有诱发血压升高的可能。除了食盐的主要成分钠,可使血压升高的物质还有其他物质,这些能够引起血压升高的物质叫做升压物。

● 肾上腺素、去甲肾上腺素、副肾髓质素。交感神经受到外界压力,会在血液中大量地分泌出上述物质,引起血压升高。因此,减少对交感神经的刺激才是控制血压上升的关键。

● 高血压蛋白原酶、血管紧张素 II 。高血压蛋白酶原是肾脏分泌出来的蛋白质分解酶,也是产生能够导致血压上升的血管紧张素 II 之源。

● 升高血压的物质

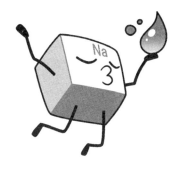

钠

钠摄取过量会使血管壁增厚，阻碍血液流通顺畅。

肾上腺素、去甲肾上腺素

交感神经受到外界压力，会在血液中大量的分泌出这些物质，引起血压升高。

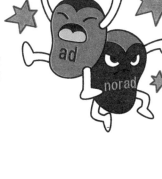

高血压蛋白原酶、血管紧张素Ⅱ

高血压蛋白原酶是蛋白质分解酶，是生成致使血压升高的血管紧张素Ⅱ之源。

除了食盐的主要成分钠，可使血压升高的物质还有其他物质。

降低血压的物质

Q 还有哪些物质能让血压下降？

A 有让血压升高的物质，就有能使其下降的物质，这些能让血压下降的物质叫降压物质。降压物质之一就是钾。关于钾的好处，我已经在前几章为你介绍过了。现在为你介绍钾以外的降低血压的物质。

● 血管舒缓素、激肽，从肾脏中分泌出的血管舒缓素可制造出使血压降低的激肽等物质。血管舒缓素在产生激肽的过程中会将多余的钠排出体外，起到降压的作用。

● 前列腺素，有利尿作用的前列腺素会使肾细动脉扩张，从而达到降压的目的。

可见，人体会产生、分泌各种能发挥降压效果的物质。

● 降低血压的物质

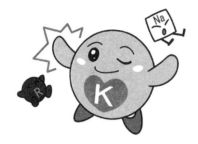

钾

钾不仅能将多余的钠排出体外，还有扩张血管、抑制肾素分泌的作用。

血管舒缓素、激肽

血管舒缓素可以制造能够使血压降低的激肽，并将多余的钠排出体外。

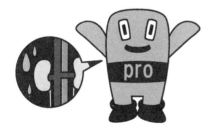

前列腺素

有利尿作用的前列腺素会使肾细动脉扩张，从而达到降压的目的。

除了钾，体内还有很多物质也能调节血压，使之下降。

高血压的种类①

Q 为什么会有高血压，你知道原因吗？

A 大家都知道高血压的成因吗？其实高血压有两种，一种病因已知，一种病因未知。其中，原因可知的高血压也叫继发性高血压。在整个高血压群体中，这种类型的高血压所占的比例不超过10%。剩余的90%叫作原发性高血压，即原因不明的高血压。

发病原因可知的继发性高血压是由促使血压上升的疾病或药物的副作用引发的高血压。大多为肾功能障碍导致的高血压和内分泌失调引起的内分泌性高血压。此外，还有由胆固醇激素、雌激素制剂和消炎镇痛剂引发的继发性高血压。

继发性高血压可通过治疗和停止服药等方法改善高血压的状态和病情。

● 继发性高血压

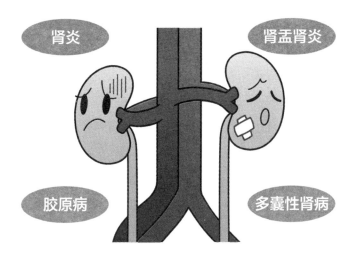

继发性高血压多由肾功能障碍造成，所以也被称为肾性高血压。肾功能障碍是引发该病症的原因。

最近，很多高血压是由于服药引起的。

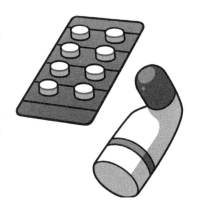

胆固醇激素、雌激素制剂和消炎镇痛剂都很容易引起继发性高血压。

继发性高血压仅占整体发病的10%。

继发性高血压是由疾病或药物的副作用而引起的。

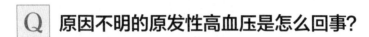

高血压的种类②

Q 原因不明的原发性高血压是怎么回事？

A 不同于继发性高血压，90%的原发性高血压的原因尚未查明。现在，我们只知道此类高血压与遗传基因、生活环境有关。

遗传基因是指易患病体质的人继承了父母或家族病史。因此，父母患有高血压的人，或有家族病史的人应从年轻时就开始注意自己的血压问题。

生活环境是指患者的食盐摄取过量、运动不足、肥胖等各种易引发高血压的不良生活习惯。

这两方面的因素可以看作是引发原发性高血压的原因。

原发性高血压

双亲、家族

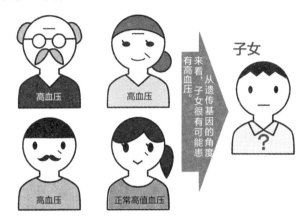

从遗传基因的角度来看，子女很有可能患有高血压。

子女

父母患有高血压的人，或有家族病史的人，其自身也很有可能患有高血压。

即便没有高血压的遗传基因，食盐摄取量、吸烟等不良生活习惯也有可能让人罹患高血压。

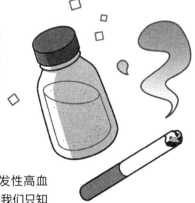

90%的高血压为原发性高血压，此类发病原因不明。我们只知道此类高血压与遗传基因、生活环境有关。

高血压的种类③

Q 什么叫假性高血压?

A 有些人的血压即使很高，去医院测量时，其测量结果却是正常的。由于在医院查不出问题，所以也被称为假性高血压。

假性高血压的可怕之处在于，它会在患者不知不觉的情况下加重病情，一旦确诊，就会检查出来各种心脑疾病。

假性高血压分为在清早血压升高的"清晨高血压"和在夜间血压居高不下的"夜间高血压"以及在工作时血压上升的"职场高血压"。

上述高血压的共同之处是患病时间长、且病情隐蔽。正因为如此，所以患者不会及时改正自己的生活恶习。可见，假性高血压是一种非常危险的疾病。

● 假面高血压

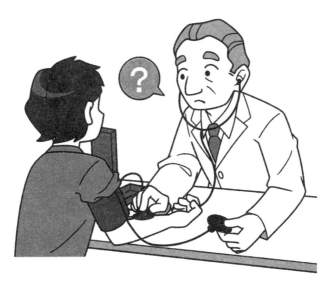

有些人的血压即使很高，去医院测量时，其测量结果却是正常的。由于在医院查不出问题，所以也被称为假性高血压。

假性高血压有以下类型：

在清早血压升高的"清晨高血压"。
在夜间血压居高不下的"夜间高血压"。
在工作时血压上升的"职场高血压"。

无声的杀手

 高血压为什么被称为无声的杀手？

 高血压会诱发各种致命的疾病，但其本身却没有明显的发病征兆。正因为如此，高血压才是一种非常可怕的疾病。

高血压患者在高血压发作时通常会伴有一系列的综合征，如果伴有心悸、心脏偷停以及胸痛等，则可推知心脏的血管出现了问题；若伴有头疼、恶心，则说明脑血管出现了问题；若出现浮肿或尿频，则证明肾脏有问题。

由于高血压能引发各种致命的疾病，其自身又没有任何征兆。一旦发作，患者就已经罹患各种疾病。因此，高血压也被称为无声的杀手。

● 无声的杀手

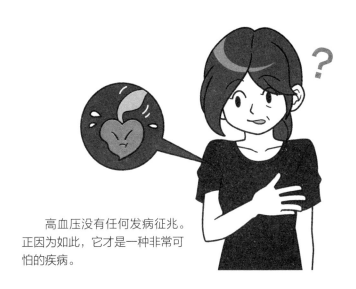

高血压没有任何发病征兆。正因为如此，它才是一种非常可怕的疾病。

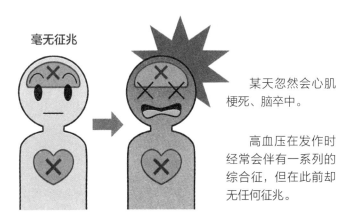

毫无征兆

某天忽然会心肌梗死、脑卒中。

高血压在发作时经常会伴有一系列的综合征，但在此前却无任何征兆。

动脉硬化

Q 什么叫动脉硬化？

 高血压的可怕之处在于它会让人在不知不觉中罹患动脉硬化。血压若长期居高不下，那么在心脏强大的压力下输送出的血液就会持续冲击血管壁，从而使得血管壁受到损伤、落下伤痕。这些伤痕中会积淀可使血液凝固的成分和坏胆固醇等物质，最终会使血管壁内侧变得狭窄、失去弹性，这便是动脉硬化。

虽然糖尿病等疾病也会引发动脉硬化，但引发动脉硬化最大的病因还是高血压。动脉硬化会导致血流不畅，因而心脏就要用更大的压力才能把血流输送到全身各处，血压也随之就会升得更高。因此，高血压会诱发动脉硬化，动脉硬化会加重高血压，二者之间会形成极其危险的恶性循环。

● 动脉硬化

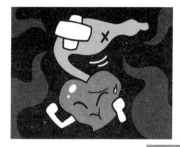

心脏强大的压力输送出来的血液会持续冲击血管壁。被强力冲击的血管壁会因此受到损伤。

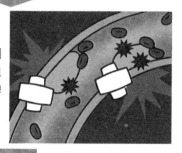

沉积下来的可使血液凝固的成分和坏胆固醇最终会使血管壁内侧变得狭窄，失去弹性，这便是动脉硬化。

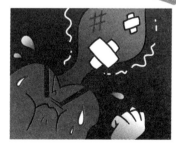

动脉硬化会使血流不畅，因而心脏就要更用力地把血液输送出去，血压便随之升得更高，最终导致高血压与动脉硬化之间的恶性循环。

脑部疾病①

 高血压造成的动脉硬化会带来哪些脑部疾病？

 高血压和动脉硬化之间会形成恶性循环。动脉硬化最终会严重影响脑血管的正常运作。

拿脑出血来说，脑血管破裂时溢出来的血会凝结成血块，压迫周围的血管、神经，对大脑造成伤害。其中，由脑动脉部分损坏造成的大脑表皮出血引发的死亡率非常高。

脑梗死是由动脉硬化引发的血栓造成脑部、颈部血管堵塞。由于脑梗死形成的部位不同，出现的症状也多种多样。但可以肯定的是，血栓必然会使脑部血流不畅，导致周围脑细胞坏死。

脑卒中包括脑出血和脑梗死，是一种发病急、死亡率高的疾病。而大难不死的人也会留下许多后遗症。

● 脑部疾病

脑出血

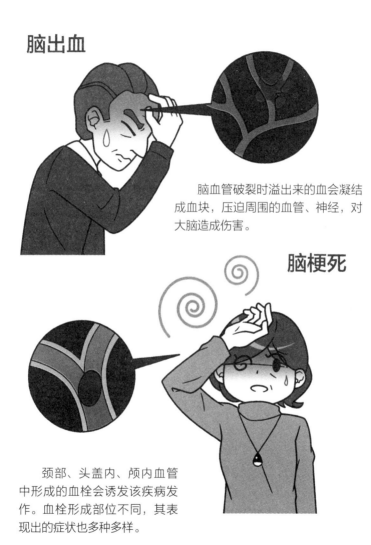

脑血管破裂时溢出来的血会凝结成血块，压迫周围的血管、神经，对大脑造成伤害。

脑梗死

颈部、头盖内、颅内血管中形成的血栓会诱发该疾病发作。血栓形成部位不同，其表现出的症状也多种多样。

脑部疾病②

 脑血管血流不畅会有何征兆？

 由高血压引发的动脉硬化虽无任何明显征兆，但脑血管血流不畅时却会出现以下的症状：

- 看东西重影。
- 手脚麻木，拿不稳笔和筷子。
- 舌头僵直，吐字不清。
- 进食困难。
- 头晕目眩。
- 头疼。

这些症状都是由高血压引发的脑部疾病征兆。若出现此类症状，应及时就医，尽早治疗。

● 脑部疾病的征兆

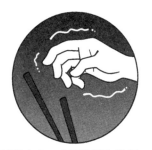

手脚麻木，拿不稳笔和筷子。

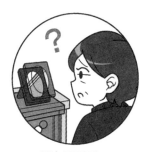

看东西重影。

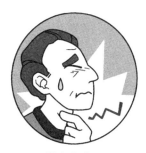

进食困难。

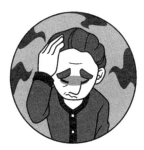

头疼。

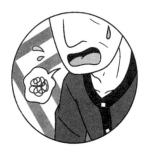

舌头僵直，吐字不清。

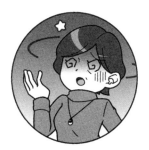

头晕目眩。

　　上述症状都是由高血压引发的脑部疾病征兆。若出现此类症状，应及时就医，尽早治疗。

心脏疾病①

Q 由高血压引发的动脉硬化也会影响心脏，心脏部位的疾病会有哪些表现？

A 如果心血管发生动脉硬化，就会引发心血管障碍等疾病。与心脏相连的冠状动脉若出现动脉硬化，则血管内壁会变得狭窄，胸部亦会有绞痛之感，这是心绞痛。若冠状动脉完全阻塞，那么心脏就无法为心肌输血，心肌细胞就会坏死，这就是心肌梗死。大部分的心绞痛都会发展成为心肌梗死。

此外，若血流不畅，则心脏就要更加用力地把血液输送出去，心肌细胞的增大会导致心脏肥大。若进一步发展、恶化，会造成心脏功能低下、引发心悸、心脏偷停等症状，导致心律不齐。

高血压还会使心脏、腹部大动脉肿胀，形成大动脉瘤。大动脉瘤一旦破裂就会导致大出血，增加死亡率。

● **心脏疾病①**

心肌梗死

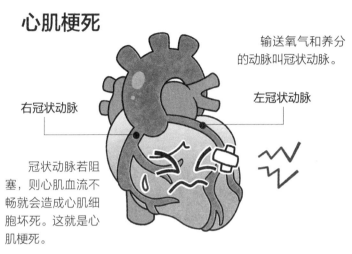

输送氧气和养分的动脉叫冠状动脉。

右冠状动脉

左冠状动脉

冠状动脉若阻塞，则心肌血流不畅就会造成心肌细胞坏死。这就是心肌梗死。

心脏肥大

由于心脏会用力地把血液输送出去，所以心肌细胞会增大，形成心脏肥大。

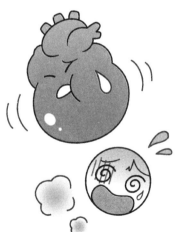

心脏肥大进一步发展、恶化，会造成心脏功能低下、出现心悸、心脏偷停等症状，导致心律不齐。

心脏的血管一旦动脉硬化，就会因心绞痛而引发心肌梗死。
动脉硬化会引起心脏肥大、心律不齐等疾病。

心脏疾病②

 心血管堵塞有何征兆？

 由高血压引发的心脏病在发作前会出现以下症状：

● 胸、头、左肩、手腕、胃、下巴、左臼齿和后背等部位有痛感。

● 心悸、呼吸偷停、恶心。

● 咽喉有阻塞感。

● 眩晕。

● 手脚麻木。

● 脚部浮肿。

● 出汗过多。

如有上述症状，请去医院就诊，检查心脏。

● 心脏疾病②

胸、头、左肩、手腕、胃、下巴、左臼齿和后背等部位有痛感。

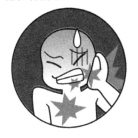

心悸、心脏偷停、恶心。

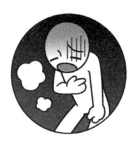

咽喉有阻塞感。

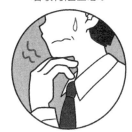

眩晕。

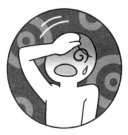

手脚麻木。

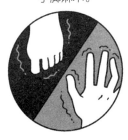

脚部浮肿。

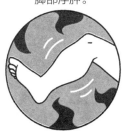

如有上述症状，表明很有可能患有由高血压引发的心脏疾病。请去医院就诊，检查心脏。

高血压是万病之源

Q 除心脑疾病之外，高血压引发的动脉硬化还能诱发哪些疾病？

A 动脉硬化不仅能引发心、脑部位的疾病，还能诱发其他疾病。肾小动脉一旦硬化，肾脏就会硬化，导致肾功能低下，并形成肾硬化症。而肾硬化症还会导致肾功能不全，肾功能不全可是性命攸关的大病。

腿部的动脉硬化一旦恶化，就会演化成闭塞性动脉硬化症，使人行走困难，严重时还会引起足坏疽。眼部动脉硬化会导致视网膜出血，造成视力障碍。

可见，高血压自身虽然不易被察觉，但却会加重各个部位的动脉硬化，严重时甚至会威胁生命。虽然高血压没有任何征兆，但平时在防治工作上绝不可以掉以轻心。

● 高血压引发的疾病

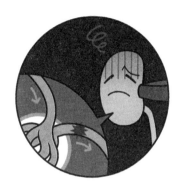

肾功能不全

　　肾小动脉一旦硬化，肾脏就会硬化，导致肾功能低下，并形成肾硬化症。肾硬化症还会导致肾功能不全。

闭塞性动脉硬化症

　　高血压引发的动脉硬化一旦恶化，血管内壁就会变窄，影响血液流通。出现腿疼、行动不便等症状。

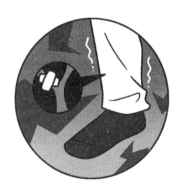

　　动脉硬化不仅会引发心脑血管疾病，还会影响肾功能、造成视力下降。严重时甚至会危及生命。

自测血压①

Q 可以自测血压吗？

A 要是你自己患有前文提到的假性高血压，那么在医院做的1~2次体检，是查不出真相的。其实，平时也可以在家自测血压。

日本高血压学会的治疗方案也把自测血压视为在高血压防治上的一个重要环节。

现在的家用血压计比以前的要更加精准，且增加了不少便于使用的机种。现在，家用血压测量计的种类非常多，如手臂式、腕式和手指式等机型。可以选用传统的手臂式血压测量计，因为这种机型能够更加准确地测量出血压值。现在的家用血压计在精准度上也并不比医院用的差。

今后，可以经常在家里测量血压。

● 自测血压

手臂式血压计

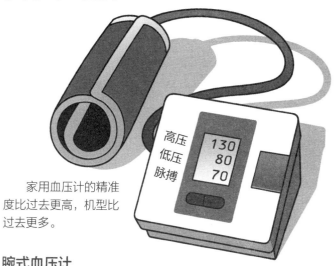

家用血压计的精准度比过去更高,机型比过去更多。

腕式血压计

手指式血压计

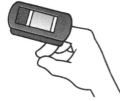

家用血压测量计的种类非常多,如手臂式、腕式和手指式等机型。可以选用传统的手臂式血压测量计。

日本高血压学会的治疗方案也把自测血压视为在高血压防治上的一个重要环节。

可以经常在家里测量血压。

自测血压②

Q 怎样自测血压?

 A 自测血压时要注意测量方法。早晨应在早饭前、排尿后进行测量。夜间应在睡觉前、排尿后坐下测量。血压值与洗澡、进食无关。血压要连续测量 2 次,再记录下平均值。

用上臂式血压计测量时,缠在手臂上的压脉带是关键。操作要点如下:

- 脱去手臂和上身的衣服,轻装上阵。
- 压脉带要固定在高于心脏处的位置。
- 压脉带下方要固定在距肘关节的 1~2cm 处。
- 不要把压脉带绷得太紧,要留出可以插入两根手指的空隙。
- 放松手臂,在放松的状态下测量血压。

● 血压计的使用方法

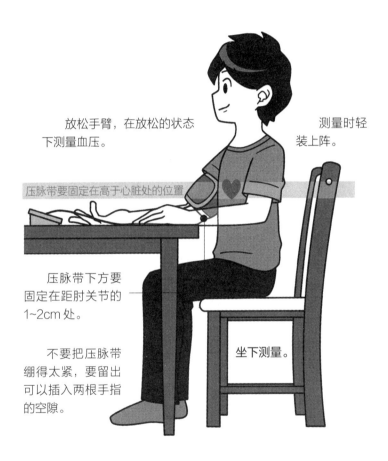

放松手臂，在放松的状态下测量血压。

测量时轻装上阵。

压脉带要固定在高于心脏处的位置

压脉带下方要固定在距肘关节的1~2cm处。

不要把压脉带绷得太紧，要留出可以插入两根手指的空隙。

坐下测量。

要用正确的方法测量血压。测量时的注意点如图所示。

自测血压③

Q 自测血压的注意事项是什么？

A 只要掌握以下要点，在家也能精准地测知自己的血压值。

不要随意判断测得的血压值。有些人觉得在家测得的血压值正常，就不再服用医生开出的处方药，这会使血压骤然上升，陷入危险的状态。切记，千万不要擅自给自己做诊断。

不要被升升降降的血压值左右情绪。有些人会因为忽高忽低的血压值而变得神经质，影响正常生活。要知道，血压值是一直都在变化的。不要被每日一测的血压值所蒙蔽，要记录一段时间内的血压变化状况，准确了解自己的血压情况。

● 血压计的使用测量要点

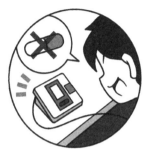

不要擅自判断测得的血压值

有些人觉得在家测得的血压值正常，就不再服用医生开出的处方药，这会使血压骤然上升，陷入危险的状态。切记，千万不要擅自给自己做诊断。

不要被升升降降的血压值左右情绪

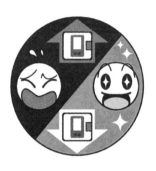

被升升降降的血压值左右情绪，反而会让血压上升。不要把一次的测量值作为情绪变化的根据。

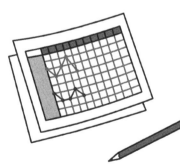

要在一段时间内持续记录正确的血压值，这对治疗高血压很有帮助。

就医时要向医生提交阶段内测得的血压值结果。

使用家用血压计时，务必要注意上述要点。